PORTAIS DA ALMA

A PSICOLOGIA ANALÍTICA E AS CONEXÕES CRIATIVAS
E INTEGRADORAS DA NATUREZA PSÍQUICA

Editora Appris Ltda.
1.ª Edição - Copyright© 2022 da autora
Direitos de Edição Reservados à Editora Appris Ltda.

Nenhuma parte desta obra poderá ser utilizada indevidamente, sem estar de acordo com a Lei nº 9.610/98. Se incorreções forem encontradas, serão de exclusiva responsabilidade de seus organizadores. Foi realizado o Depósito Legal na Fundação Biblioteca Nacional, de acordo com as Leis nos 10.994, de 14/12/2004, e 12.192, de 14/01/2010.

Catalogação na Fonte
Elaborado por: Josefina A. S. Guedes
Bibliotecária CRB 9/870

S917p 2022	Strieder, Claci Maria Portais da alma: a psicologia analítica e as conexões criativas e integradoras da natureza psíquica / Claci Maria Strieder. - 1. ed. - Curitiba : Appris, 2022. 177 p. ; 23 cm. Inclui bibliografia. ISBN 978-65-250-3075-3 1. Psicologia. 2. Psicologia Junguiana. 3. Psicoterapia. 4. Criatividade I. Título. CDD – 150.1954

Livro de acordo com a normalização técnica da ABNT

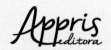

Editora e Livraria Appris Ltda.
Av. Manoel Ribas, 2265 – Mercês
Curitiba/PR – CEP: 80810-002
Tel. (41) 3156 - 4731
www.editoraappris.com.br

Printed in Brazil
Impresso no Brasil

Claci Maria Strieder

PORTAIS DA ALMA

A PSICOLOGIA ANALÍTICA E AS CONEXÕES CRIATIVAS E INTEGRADORAS DA NATUREZA PSÍQUICA

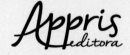

FICHA TÉCNICA

EDITORIAL	Augusto V. de A. Coelho
	Marli Caetano
	Sara C. de Andrade Coelho
COMITÊ EDITORIAL	Andréa Barbosa Gouveia - UFPR
	Edmeire C. Pereira - UFPR
	Iraneide da Silva - UFC
	Jacques de Lima Ferreira - UP
ASSESSORIA EDITORIAL	Cibele Bastos
REVISÃO	Camila Moreira dos Santos
DIAGRAMAÇÃO	Yaidiris Torres
REVISÃO DE PROVA FINAL	Bianca Silva Semeguini
CAPA	Matheus Felipe Davi
COMUNICAÇÃO	Carlos Eduardo Pereira
	Karla Pipolo Olegário
LIVRARIAS E EVENTOS	Estevão Misael
GERÊNCIA DE FINANÇAS	Selma Maria Fernandes do Valle

COMITÊ CIENTÍFICO DA COLEÇÃO SAÚDE MENTAL

DIREÇÃO CIENTÍFICA	Roberta Ecleide Kelly (NEPE)
CONSULTORES	Alessandra Moreno Maestrelli (Território Lacaniano Riopretense)
	Ana Luiza Gonçalves dos Santos (UNIRIO)
	Antônio Cesar Frasseto (UNESP, São José do Rio Preto)
	Felipe Lessa (LASAMEC - FSP/USP)
	Gustavo Henrique Dionísio (UNESP, Assis - SP)
	Heloísa Marcon (APPOA, RS)
	Leandro de Lajonquière (USP, SP/ Université Paris Ouest, FR)
	Marcelo Amorim Checchia (IIEPAE)
	Maria Luiza Andreozzi (PUC-SP)
	Michele Kamers (Hospital Santa Catarina, Blumenau)
	Norida Teotônio de Castro (Unifenas, Minas Gerais)
	Márcio Fernandes (Unicentro-PR-Brasil)
	Maria Aparecida Baccega (ESPM-SP-Brasil)
	Fauston Negreiros (UFPI)

Ao querido Arsênio Canísio Becker, tio e amigo
que me inspirou e me incentivou à escrita
e, ainda em vida, apreciou o texto do meu livro.

AGRADECIMENTOS

Gratidão é o que me move ao culminar minhas expressões criativas em forma de escrita. Sinto eterno agradecimento ao universo e ao divino, que transcendem todas as dimensões presentes no decorrer do processo, e também à minha ancestralidade física e psíquica. Da mesma forma, agradeço ao meu pai, Léo, e à minha mãe, Lúcia (*in memoriam*), pelo dom da vida. Gratidão aos meus queridos filhos, Bruna, Flávia e Victor Hugo, que me possibilitam a vivência do amor incondicional. Agradeço também ao meu cônjuge, Reinaldo, pai dos meus filhos, com quem compartilho minha vida há 31 anos.

Agradeço às escolas, às universidades e aos meus queridos professores, que contribuíram para a minha formação. A Pedagogia (UFMS) e a Psicologia (UniCeub) me incentivaram durante meu percurso em especializações e aperfeiçoamentos nas áreas educacional e da psicologia. Nos caminhos junguianos, agradeço, em especial, ao meu analista junguiano e mestre inspirador Dr. Waldemar Magaldi Filho, que me acolheu com sabedoria, incentivando-me a escrever os ensaios, que agora fazem parte deste livro. Da mesma forma, sou grata pelo apoio recebido de algumas pessoas muito queridas, que me estimularam para a escrita deste livro. Igualmente, gratidão ao meu primeiro revisor de texto, professor e poeta Paulo P. Nascentes.

Sou muito grata pelas inúmeras possibilidades de atuação na minha vida profissional e pelas infinitas vivências com meu entorno relacional. Jornada longa, com muitos encontros e aprendizagens. Nesta caminhada, agradeço a todos que, de alguma forma, fizeram-se presentes e que não conseguirei citar aqui. A lista de pessoas queridas é longa, compõe-se de familiares, amigos, padrinhos dos meus filhos, afilhados, professores, colegas, alunos e clientes. É na troca de afeto que se estabelecem os vínculos. Dessa forma, podemos nos esquecer do que nos falam, mas não nos esqueceremos do que fizeram por nós!

Minha reverência a Carl Gustav Jung, grande mentor intelectual, fonte inesgotável de saber, que mergulhou nas profundezas da alma, confrontando-se com os seus aspectos sombrios e fazendo da sua vida uma verdadeira arte de transformação.

É preciso amor pra poder pulsar, é preciso paz pra poder sorrir, é preciso chuva para florir [...] Cada um de nós compõe a sua história, cada ser em si carrega o dom de ser capaz e ser feliz.

(Almir Sater e Renato Teixeira, 1992)

PREFÁCIO

Portais da Alma: a Psicologia Analítica e as Conexões Criativas e Integradoras da Natureza Psíquica é um livro que expressa tanto os aspectos da alma de C. G. Jung quanto da sua autora, Claci Maria Strieder. Jung nos ensinou que o si-mesmo, ao longo da nossa vida, tentará nos fazer conscientes da existência da alma, para que possamos servi-la, servindo à natureza e ao nosso entorno relacional, nomeando essa intenção da totalidade psíquica de processo de individuação. Ele também nos instruiu que, para que esse processo venha a acontecer conscientemente, o ego será presenteado e atravessado pelos sonhos, sintomas, sincronicidades e expressões criativas, para poder sair dos condicionamentos e automatismos, refletir e estabelecer a relação com o inconsciente, em busca de totalidade integrativa, equivalente à dimensão áurea, na metáfora alquímica ou cura.

Nesse sentido, *Portais da Alma* é a expressão criativa da autora, que foi atravessada pela expressão criativa de Jung, atualizando a alegoria do "Mito da Caverna", de Platão, em que o portador do autoconhecimento é detentor de uma tocha de luz e, depois de obtê-la, não poderá ficar omisso ou egoísta, e terá o compromisso de acender todas as demais tochas que estiverem ao seu alcance. Essa é a premissa do educador, aquele que leva a luz do conhecimento para fora, que foi a iniciação profissional da Claci nessa jornada de empatia e ajuda, até chegar aqui, na produção deste livro que reflete seu caminhar evolutivo.

Este livro, além de fazer um sobrevoo pela teoria e prática da psicologia analítica, está continuamente recheado da sensibilidade artística e poética da autora, tornando a leitura suave e atraente, levando-nos às profundidades da alma. Com isso, esta obra acaba sendo, simultaneamente, os *Portais da Alma* e os Portais para a Alma, porque o leitor, ao longo do percurso, também poderá ser atravessado pela luz do autoconhecimento, acendendo sua tocha, ao contribuir para que cada vez mais pessoas fiquem próximas da luz!

Waldemar Magaldi filho

Psicólogo e analista junguiano, coordenador e professor dos cursos de Pós-Graduação do Instituto Junguiano de Ensino e Pesquisa (Ijep)

APRESENTAÇÃO

A mistura de uma história de vida com muitas experiências somada ao conhecimento da área da Pedagogia, da Psicologia e ao aprofundamento na psicologia analítica junguiana foram contribuições significativas para germinar e edificar este livro. O processo de escrita criativa começou na infância. Ainda criança, aprendi a colocar no papel minhas emoções e, na adolescência, isso se transformou em caderno de poesias. De forma idêntica, sobressaía o aspecto da subjetividade nos trabalhos escolares e alguns professores incentivaram-me à produção de artigos, em especial, meu orientador de monografia do curso de Psicologia, Dr. Fernando Gonzáles Rey (*in memoriam*), que me estimulou à produção de conhecimento.

Sonho antigo, adormecido por alguns anos, por causa dos afazeres de uma rotina dividida entre as profissões de professora e psicóloga, também harmonizando outras dimensões importantes — família, amor, corpo, vida social e espiritualidade —, ressurgindo com muita força após ingressar no universo junguiano, concretizado, principalmente, no ano 2019, ainda com o fluir da liberdade de ir e vir e culminado em 2020, com as limitações da pandemia mundial (novo coronavírus e suas variantes).

Nesse sentido, o contato com a natureza, que me foi reforçado desde pequena, trouxe valiosas vivências que me permitiram realizar conexões com os aspectos psíquicos. Concilio o meu trabalho em consultório no coração de Brasília com a minha moradia em chácara próxima, estabelecendo constante integração de vivências da cidade e do campo. Durante meu percurso, interagir com pessoas também de outras culturas despertou-me cada vez mais para um olhar humanizado. Percebo que tudo isso contribuiu para me abrir para a vida, acolher e trabalhar ainda mais com o sofrimento humano.

Não me ative a trazer uma nova teoria centrada em novos estudos e comprovações científicas. Empenhei-me em trazer a teoria de Carl Gustav Jung — que é valiosa — mesclada com a sua concepção de mundo (cosmovisão), para facilitar a compreensão do que ele nos deixou em forma de psicologia analítica. Para tanto, além da teoria de Jung, utilizo meus ensaios produzidos durante a formação de membro analista junguiana, pelo Instituto Junguiano de Ensino e Pesquisa (Ijep), e outros ainda não divulgados. Neles, enfatizo a teoria junguiana e, principalmente, meu mundo imaginal, simbólico e criativo, acrescidos com citações e expressões de diferentes autores, em forma de poemas, músicas, espiritualidade, astrologia, mitologia e alquimia, entre outros, permeando o espírito da época e o espírito das profundezas. Essa produção envolveu uma construção contínua, em momentos de solilóquio e numinosidade, com registros fotográficos da natureza, com reflexões sobre a minha atuação como professora e psicóloga e sobre os inúmeros casos clínicos de clientes com que trabalho no consultório de psicologia.

No primeiro capítulo, descrevo, resumidamente, a partir de visões de vários autores, a vida de Carl Gustav Jung, e delineio os principais aspectos teóricos apresentados por ele. No segundo capítulo, apresento aspectos que mostram a conexão que Jung estabeleceu com a natureza e realizo ampliações referentes aos elementos terra, água, ar e fogo.

Já no terceiro capítulo, traduzo conhecimentos adquiridos, permeando as diferentes fases do desenvolvimento humano. Além da visão de Jung, complemento o tema com as contribuições dos principais teóricos da Psicologia. No quarto capítulo, trago a teoria de Jung sobre a alquimia e o processo de psicoterapia, evidenciando, simbolicamente, a similaridade entre as fases da alquimia e as fases do processo de psicoterapia para o alcance da opus alquímica ou individuação.

Por último, no quinto capítulo, amplio a discussão, pautando-me pela psicogênese das doenças mentais, e proporciono um olhar sobre conflitos, estresse e adoecimento. Evidencio o processo de enantiodromia como um dos principais desafios na prática da psicoterapia. Nesse capítulo, também realizo reflexões sobre a dimensão biopsicossocial do ser humano. Da mesma forma, apresento contribuições para o entendimento dos processos saudáveis, aspectos patológicos e suas possibilidades de ressignificação, por meio da ampliação de sonhos, da sincronicidade, dos mitos, dos contos de fadas e das produções criativas, envolvendo artes e espiritualidade.

Somos movidos por energia psíquica. Ao mesmo tempo, estamos em busca incessante de estabelecermos conexão com a nossa alma. Considero a vida uma expressão alquímica, com constantes aprimoramentos e ressignificações, em busca da transcendência. É o percurso que pretendo fazer no decorrer deste livro, contribuindo para a compreensão de que existem inúmeras possibilidades de transformarmos velhos padrões a partir de conexões criativas e integradoras, para o encontro e a travessia de infinitos portais da alma, que podem resultar em harmonia psíquica.

Convido-os para, juntos, adentrarmos nos *Portais da Alma*!

SUMÁRIO

CAPÍTULO I

PRINCIPAIS PRESSUPOSTOS TEÓRICOS DE CARL GUSTAV JUNG....17

1.1 UM POUCO DA HISTÓRIA DE VIDA DE CARL GUSTAV JUNG............18

1.2 CONSCIÊNCIA: EGO E PERSONA...24

1.3 INCONSCIENTE PESSOAL: SOMBRAS E COMPLEXOS....................25

1.4 INCONSCIENTE COLETIVO: ARQUÉTIPOS E INSTINTOS...............26

1.5 PROCESSO DE INDIVIDUAÇÃO: SELF, IMAGO DEI, FUNÇÃO TRANSCENDENTE E MANDALA...27

CAPÍTULO II

A NATUREZA E OS SEUS ENSINAMENTOS..................................29

2.1 JUNG E A SUA CONEXÃO COM A NATUREZA.........................30

2.1.1 Psicoterapeutas: jardineiros da psique. Ampliação da relação entre psicoterapia e natureza...32

2.2 OS QUATRO ELEMENTOS DA NATUREZA..............................36

2.2.1 Terra, Gaia ou Grande Mãe: potencialidade criativa da integração dos opostos 38

2.2.2 O arquétipo água: fonte de vida e de expressão....................44

2.2.3 O elemento ar e a função pensamento: asas ou gaiolas? 49

2.2.4 O elemento fogo e a função intuição: energia curadora ou destrutiva? 55

CAPÍTULO III

DIFERENTES OLHARES SOBRE O DESENVOLVIMENTO HUMANO ... 61

3.1 AS ETAPAS DO DESENVOLVIMENTO HUMANO.........................62

3.1.1 Educar crianças: um desafio que envolve diferentes olhares 67

3.1.2 Adolescência: percurso entre a criança amada e o adulto reconhecido 73

3.1.3 O jovem adulto: reflexões sobre o vazio existencial e a plenitude da vida....79

3.1.4 A evolução da mulher e do feminino: conexão do tempo khronos com kairós......84

3.1.5 O masculino e a integração criativa dos arquétipos 89

3.1.6 Relacionamentos afetivos e sexualidade: expressão e contenção do amor ...96

3.1.7 Metanoia e meia-idade: mergulho nas profundezas da alma e no poder de renovação...103

3.1.8 Envelhecimento: vida em transcendência 108

3.1.9 Vida, morte e luto: finitude e completude que se entrelaçam 113

CAPÍTULO IV
A ALQUIMIA E O PROCESSO DE PSICOTERAPIA.........................121
  4.1 A ALQUIMIA 122
    4.1.1 Um pouco da história da alquimia...........................122
    4.1.2 Estudos de Jung e junguianos sobre a alquimia 124
    4.1.3 O processo de psicoterapia e a alquimia 126
    4.1.4 A alquimia do amor na arte de transformar alimentos.......131

CAPÍTULO V
PROCESSOS SAUDÁVEIS E ASPECTOS PATOLÓGICOS 137
  5.1 PSICOGÊNESE DAS DOENÇAS MENTAIS 138
    5.1.1 Conflitos, estresse e adoecimento 139
    5.1.2 A intolerância: aspectos sombrios da psique..............142
  5.2 A INTEGRAÇÃO DE POLOS OPOSTOS............................147
    5.2.1 A importância dos mitos e dos contos de fadas 148
    5.2.2 Ampliação de sonhos......................................151
    5.2.3 Sonhos: reais ou imaginários?............................152
    5.2.4 Sincronicidade 156
    5.2.5 Arte e espiritualidade....................................158
    5.2.6 Quando entrar setembro, que a vida se renove 159

CONCLUSÃO 165

REFERÊNCIAS 167
  Ilustrações 177

CAPÍTULO I

PRINCIPAIS PRESSUPOSTOS TEÓRICOS DE CARL GUSTAV JUNG

1.1 UM POUCO DA HISTÓRIA DE VIDA DE CARL GUSTAV JUNG

Escrever sobre Jung é um desafio e ao mesmo tempo um prazer, que envolve a vida de um inconsciente que se realizou. Fundamentada em obras como Bair (2006)[1], Hoffman (2005)[2], Jung (1986)[3] e Silveira (1981)[4], apresento, em sequência cronológica, alguns dos muitos aspectos importantes de sua vida. O objetivo é possibilitar ao leitor maior compreensão sobre o que ele nos deixou em forma de vivência e de teoria, principalmente para quem não conheceu a sua história.

Nesse sentido, podemos afirmar que Carl Gustav Jung, psiquiatra e psicoterapeuta, fundador da psicologia analítica, é visto como um dos mais influentes pensadores psicológicos, sendo citado, inclusive, em áreas que não são da psicologia. Ele nasceu em 26 de julho de 1875, na Suíça. Era filho do filósofo e teólogo Paul A. Jung, que trabalhou como vigário em Kesswil e de uma espiritualista com dons literários, Emilie Preiswerk. Durante nove anos foi filho único e depois nasceram as quatro irmãs. Para Jung, o pai sofria de uma crise espiritual e o percebia como uma figura fraca, atormentado pelo casamento infeliz e por constantes dúvidas religiosas. A mãe apresentava duas personalidades: era uma mulher boa e simpática e ao mesmo tempo alguém com um poder de visões e comunicação com os mortos. Desde cedo ele também se sentia dividido: de um lado, introvertido e solitário, por outro lado um ser velho e sábio.

A árvore genealógica de Jung era composta por uma família culta e intelectual de ascendência suíço-alemã. Seu avô paterno era um famoso professor de medicina na Universidade da Basiléia, na Suíça. Seus oito tios foram vigários. A influência dos dois avôs foi indireta, porque faleceram antes do seu nascimento. Durante a vida, deparou-se com muitas dificuldades. Ainda criança, imagens se apresentavam para ele por meio de sonhos, que lhe provocavam inquietações. Na escola era alvo de brincadeiras que envolviam a situação humilde em que se apresentava. Durante um período escolar sofreu crises de desmaios e problemas nervosos, considerado mentalmente deficiente por alguns professores e, mais especificamente na adolescência,

---

[1] BAIR, D. *Jung, uma biografia*. Porto Alegre: Globo, 2006. *Passim.*

[2] HOFFMAN, E. *A sabedoria de Carl Jung*. São Paulo: Palas Athena, 2005. *Passim.*

[3] JUNG, C. G. *Memórias, sonhos e reflexões* (reunidas e editadas por Aniela Jaffé). Rio de Janeiro: Nova Fronteira, 1986. *Passim.*

[4] SILVEIRA, N. da. *Imagens do inconsciente*. Rio de Janeiro: Alambra, 1981. *Passim.*

sofreu uma grande crise, afastou-se da escola e buscou conteúdos religiosos e filosóficos na biblioteca que herdou do avô, com a leitura de autores da história da filosofia. Disse Hoffman: "em termos escolares, o jovem Carl Jung mostrava talento para escrever e era um leitor onívoro".[5] Nesse período, ficou impressionado com *Fausto* de Goethe e desde cedo demonstrou grande capacidade de reflexão e um caráter contestador.

Jung se sentia atraído pela ciência empírica e pelos mistérios da religião comparada e interessou-se pelos estudos sobre a mente, tornando-se inicialmente um médico psiquiatra voltado à compreensão da loucura, com tratamento de psicóticos. A decisão foi tomada após a leitura do *Manual de Psiquiatria*, de Richard von Krafft-Ebing. O percurso não foi fácil. Em 1895, matriculou-se na Escola de Medicina da Universidade da Basileia, porém um ano depois seu pai morreu de câncer. O curso de medicina era caro e a família enfrentava dificuldades econômicas. Para continuar seus estudos e ajudar a família, pediu um empréstimo ao tio paterno Ernest Jung e, para ganhar dinheiro, negociava antiguidades para uma tia e também desempenhava algumas tarefas na faculdade onde estudava.

Aproximou-se de Bleuler, o influente e severo diretor do Burghölzli, e aos 25 anos foi seu assistente. Era médico residente e vivia ao lado de seus pacientes. Seu trabalho se voltou aos portadores de sérias doenças mentais e naquela época, pouco se sabia da mente humana. Ele leu muitos livros sobre o assunto, incluindo os escritos de Sigmund Freud, desacreditados pela maioria dos médicos. As leituras extracurriculares que mais apreciava envolviam os autores Nietzsche, Swedenborg e Schopenhauer. Teve a oportunidade de passar alguns meses em Paris para estudar com Pierre Janet e, ao voltar para Burghölzli, organizou um laboratório para experiências sobre a natureza da doença mental. Em 1903, aos 28 anos, iniciou a sua atividade científica com a "Associação de Palavras", uma investigação empírica rigorosa e controlada, com 100 palavras-estímulos, envolvendo as informações reprimidas do inconsciente. No mesmo ano, casou-se com Emma Rauschenbach, a segunda moça mais rica da Suíça, com quem teve cinco filhos, considerada uma companheira fiel, que contribuiu para que Jung realizasse muitas viagens durante a sua vida, o que lhe possibilitou contato com diferentes culturas, característica que o diferenciava de outros estudiosos da época.

---

[5] HOFFMAN, E. *A sabedoria de Carl Jung*. São Paulo: Palas Athena, 2005. p. 13.

Dois anos depois, Jung foi promovido a psiquiatra-sênior da Universidade de Zurique. É interessante observarmos como Jung era compromissado com as atividades acadêmicas. Segundo Bair, ele chegava cedo, sentava num banco e estava disponível para conversar: "Jung gostava de ensinar na Universidade de Zurique e levava suas palestras a sério. Estava sempre bem-preparado e, ao contrário de muitos outros professores (especialmente Bleuler), nunca esperava até o último momento para aparecer"[6]. Inicialmente, sua base conceitual se centrava nas obras de Flournoy e Janet, tentando integrá-la com a metodologia de pesquisa de Wilhelm Wund e Emil Kraepelin. Os anos seguintes foram marcados por publicações importantes. Somente em 1907 foi conhecer pessoalmente Freud em Viena, visita que durou em torno de treze horas.

O relacionamento com Freud estendeu-se até 1914, baseado em trocas de correspondências e encontros entre os dois, porém não havia concordância em relação à teoria do inconsciente, principalmente no que se referia ao conceito de libido. Suas primeiras teorias psicológicas foram fundamentadas no inconsciente, inicialmente com alguns pressupostos de Freud e, posteriormente, seguindo seu próprio caminho.

Após o rompimento com Freud, e ao ver-se sozinho por um período, Jung vivenciou o confronto com o seu inconsciente. Foi uma fase muito importante de sua vida, pois por meio da interpretação e ampliação de seus sonhos e experiências internas compreendidas pelas metáforas, chegou à descoberta do que considerou ser um centro ordenador da vida psíquica e fonte de energia, entendendo melhor a diferenciação entre inconsciente pessoal e inconsciente coletivo. No período, Jung realizou uma jornada para dentro de si mesmo, marcando seu próprio caminho, indo além das fronteiras da psicanálise.

De acordo com Silveira, outro marco importante na vida de Jung foi a aquisição de uma casa às margens do Lago de Zurique, em 1909, em Küsnacht, onde residiu até morrer.[7] Deixou de trabalhar no Hospital Burghölzli, dedicando-se mais aos estudos sobre mitologia e religião. Em 1912, estreitou laços com Toni Wolff, cuja convivência foi fundamental para a compreensão de aspectos importantes de sua vida. Teve alguns sonhos significativos e, ao mesmo tempo, apareceram algumas visões. Escreveu o *Livro vermelho*, que retratou outra crise intensa, envolvendo o dilema entre o espírito da época

---

[6] BAIR, D. *Jung, uma biografia*. Porto Alegre: Globo, 2006. p. 136.

[7] SILVEIRA, N. da. *Imagens do inconsciente*. Rio de Janeiro: Alambra, 1981. p. 16.

e o espírito das profundezas. Publicado em 2010, o livro abrange o *Liber novus*, o *Liber primus*, o *Liber secundus* e *Aprofundamentos*. Algumas vezes ele se permitiu viver a experiência dolorida de ir ao fundo do inferno para produzir suas teorias. Considerou essa época a mais importante de sua vida, elaborando o que brotava do inconsciente, que lhe permitia estabelecer um diálogo interior. Para Jung, Salomé e Filemon - que comparecem no *Livro vermelho* - contrapontos masculino e feminino, eram a sua representação intrapsíquica que favorecia seu processo de individuação.

Seguindo cronologicamente, em 1916 elaborou o seu primeiro mandala e em 1917, ano em que prestou serviço militar, desenhou 27 mandalas seguidamente, que expressavam o si-mesmo, a totalidade da sua personalidade. Em 1920, Jung comprou um pedaço de terra em Bollingen, na margem norte do Lago de Zurique, que lhe propiciou um contato direto com a natureza e os elementos terra, fogo, água e ar. Somente em 1923 ele começou a construção de uma estrutura circular, de dois andares, em formato de torre. Mais tarde, construiu a parte central e outra torre, em 1955 anexou um andar superior à parte central e somente aos 60 anos construiu a parte externa, que denominou de loggia. Preservava a casa simples e com o passar dos anos percebeu que a construção representava sua totalidade psíquica. Podemos perceber que ele levou muitos anos para finalizar a construção da sua famosa torre. Segundo Silveira, Jung dizia que ali estava "a representação em pedra dos meus mais íntimos pensamentos e dos conhecimentos que eu tinha adquirido".[8] No início, era o local onde passava os finais de semana e depois, cada vez mais, suas estadias se prolongavam ali. Não era apenas um espaço de isolamento e elaboração de teorias, mas também o local em que recebia algumas pessoas.

Voltando ao tempo, a partir dos anos 1930, interessou-se por conteúdos nem sempre aceitos pelo espírito da época, razão pela qual pediu para publicarem algumas teorias após percorridos alguns anos depois da sua morte, conteúdos esses desprezados pelo meio científico da época, que era centrado nas certezas universais. Em 1933, Jung se viu envolvido em boatos de que estava simpatizando com o nazismo, por ter concordado de assumir a vice-presidência da Sociedade Médica Internacional de Psicoterapia em 1930, e, com a desistência do seu presidente, ter sido convidado a ocupar seu cargo, que assumiu sabendo dos riscos. Conseguiu realizar dois congressos fora da Alemanha. Em 1940, segundo Silveira, com a produção

---

[8] SILVEIRA, N. da. *Imagens do inconsciente*. Rio de Janeiro: Alambra, 1981. p. 25.

do livro *Psicologia e religião,* as autoridades decidiram interditar e queimar suas obras na Alemanha e em países ocupados por Hitler.[9] Vivenciou eventos tempestuosos com o movimento nazista e viu seu nome na lista negra, porém nunca se aliou ao nacional socialismo e o considerava um fenômeno patológico, uma irrupção do inconsciente coletivo.

Por muitos anos Jung estudou alquimia e só depois, em 1944, publicou seu livro *Psicologia e alquimia* em que nos apresenta simbolicamente a mistura de elementos para o alcance da opus alquímica ou *coniunctio*, evidenciando as fases nigredo, albedo e rubedo e as sete operações. No início, o ponto de partida foi a observação empírica e consulta aos textos herméticos. Ainda em 1944, aos 69 anos, Jung quebrou o tornozelo em uma queda no gelo, sofreu uma embolia que o levou a um ataque cardíaco e o contato com a quase morte, ficando durante três semanas entre a vida e a morte. Posteriormente, essa experiência serviu para formular a sua visão da natureza oculta de nossa psique e a jornada imortal da alma. Jung completou 70 anos em 1945 e no auge da sua atividade criadora continuou os estudos alquimia e ao mesmo tempo escreveu vários ensaios.

Ainda de acordo com Hoffman, Jung via a espiritualidade e a imaginação como forças vitais e criativas.[10] Estudou I Ching, ioga, meditação hinduísta, cabala e o gnosticismo, sendo incompreendido e difamado durante grande parte de sua longa carreira, principalmente com suas pesquisas sobre mitologia, alquimia e religião comparada. Da mesma forma, interessou-se por questões que envolviam a relatividade e a mecânica quântica, a partir dos encontros com Albert Einstein na juventude. É importante observarmos que ele não parou de estudar e manteve a correspondência com todas as partes do mundo durante a velhice, abordando diferentes temáticas, preservando um temperamento brincalhão, irônico e poético. O conjunto de obras de Jung na edição inglesa totaliza 18 volumes e, no Instituto C. G. Jung de Zurique, encontram-se numerosos seminários mimeografados.

Ao longo da vida de Jung, além de Emma, sua esposa, muitas outras mulheres também tiveram importância e tornaram-se suas grandes colaboradoras. De forma resumida, destaco as principais. Sabina Spielrein, sua paciente, que se tornou uma das primeiras psicanalistas do mundo. Maria Moltzer, que contribuiu para a descoberta do tipo intuitivo, em *Tipos Psicológicos*. Toni Wolff, muito presente na vida de Jung, participava

---

[9] *Ibidem*, p. 22-23.

[10] HOFFMAN, E. *A sabedoria de Carl Jung*. São Paulo: Palas Athena, 2005. *Passim*.

de todas as recepções e reuniões informais. Estudos sobre Frank Miller contribuíram para a *anima* de Jung com suas fantasias mitológicas, o que possibilitou a integração dos conflitos do seu pensamento linear com o seu mundo imaginal. Mary H. Foote, a mais discreta e humilde, assistia aos seminários, datilografando-os e os mimeografando e enviando cópias aos presentes. Barbara Hannah, foi paciente de Jung e depois trabalhou com ele nas transcrições dos seminários e traduções dos escritos. Jolande Szejacs Jacobi, colaboradora encantada com os escritos de Jung sobre os 64 hexagramas do I Ching, iniciou um estudo da teoria junguiana que culminou com o doutorado em psicologia. Marie-Louise von Franz foi a mais dedicada colaboradora de Jung nos últimos anos de guerra. Era pesquisadora e procurava em todas as bibliotecas e livrarias de livros antigos na Europa textos alquímicos raros. Por último, Aniela Jaffé participou na elaboração de sua autobiografia.

Mais para o final de sua vida, Jung viveu o luto da morte de Toni Wolff (1953) e, em seguida, da sua esposa Emma (1955). Os anos seguintes foram marcados pela continuidade dos seus escritos, reconhecimento do seu trabalho em forma de homenagens e estadias com recolhimento em Bollingen, esculpindo sobre pedra e pintando murais a partir das suas imagens interiores. Em seu livro *Memórias, sonhos e reflexões,* que iniciou com 83 anos, conta as histórias de sua vida. De acordo com Jaffé, Jung viveu muitas experiências e mais para o final da sua vida, de forma resumida falava: "Sinto-me contente de que minha vida tenha sido aquilo que foi: rica e frutífera. Como poderia esperar mais?".[11] Adoeceu e, após uma longa enfermidade, faleceu na tarde de 6 de junho de 1961. No mesmo dia, ocorreu um fato sincrônico: a árvore preferida do seu jardim foi atingida por um raio e não foi destruída. É possível percebermos que Jung buscou ser um homem integral, fazendo bom uso da sua energia vital para servir aos propósitos evolutivos da sua alma, resultando numa vida de um inconsciente que se realizou.

Em termos gerais, Jung deixou-nos um grande legado, com conhecimentos sobre a energia psíquica consciente e inconsciente (pessoal e coletiva), introduzindo a teoria dos complexos. Igualmente, debruçou-se sobre o entendimento dos tipos psicológicos e o desenvolvimento da personalidade. Percebeu a influência da carga emocional que herdamos e introduziu o conceito de arquétipos (ego, self, a anima, o animus e outros mais), evidenciando

---

[11] JUNG, C. G. *Memórias, sonhos e reflexões* (reunidas e editadas por Aniela Jaffé). Rio de Janeiro: Nova Fronteira, 1986. p. 309.

a importância dos mitos, dos contos de fada, dos símbolos, dos sonhos, da sincronicidade e das mandalas. Ele contribuiu significativamente com a sua percepção da psique humana como um sistema energético dinâmico, que envolve a libido e que se movimenta em dois polos opostos, que pode ser compreendido como processo de enantiodromia. A fixação em padrões unilaterais, encontrado em todos os lugares e níveis, foi considerado por ele o problema central da psicologia.

A seguir, apresento uma descrição sucinta de alguns conceitos teóricos básicos formulados por Carl Gustav Jung, com o propósito de auxiliar o leitor na compreensão da teoria analítica junguiana e nas ampliações que apresento no decorrer do livro, principalmente para o entendimento do campo imaginal e simbólico que proporciono em forma de ensaios.

1.2 CONSCIÊNCIA: EGO E PERSONA

A psicologia enquanto ciência tem como primeiro enfoque o estudo da consciência e, posteriormente, do inconsciente, de modo que o nosso conhecimento a respeito do inconsciente (sonhos, atos falhos, lapsos de língua etc.) está num nível desconhecido e nos é transmitido pela consciência, como disse Jung: "A consciência é a função ou atividade que mantém a relação dos conteúdos psíquicos com o eu".[12] Dessa forma, a consciência está relacionada com o ego, que organiza nossas percepções e registros do contato que estabelecemos com o meio externo, por meio de funções sensoriais do corpo, dos fatores que envolvem o nosso entorno relacional e também da nossa memória, podendo estender-se até atingir o limite com o desconhecido, no caso o inconsciente.

A persona também faz parte da consciência e é composta de aspectos do nosso eu que apresentamos ao mundo exterior como máscara social de nós mesmos, que é funcional e extremamente necessária, em virtude das adaptações, como afirmou Jung: "A persona é, pois, um complexo funcional que surgiu por razões de adaptação ou de necessária comodidade".[13] Ela representa a forma como estabelecemos relações com o nosso ego ideal, que muitas vezes é bem distante da realidade. Em diferentes ambientes geralmente utilizamos personas diferentes para promover as adaptações necessárias e suprirmos as demandas de sermos reconhecidos e amados.

---

[12] *Idem. Tipos Psicológicos.* Petrópolis: Vozes, 2013. § 781.
[13] *Ibidem*, § 755.

Jung classificou os indivíduos em tipos psicológicos que apresentam padrões de comportamento e tipos de função, representando a maneira como o indivíduo melhor se adapta ao seu meio. São instrumentos da consciência que utilizamos para lidar com a nossa realidade interna e externa. Os tipos psicológicos são definidos em extrovertidos (em que a libido se direciona mais pelo objeto externo) e os tipos introvertidos (em que a libido é direcionada mais pelos conteúdos internos). Além dos tipos, existem as funções, que atuam por meio de dois pares de opostos: duas funções racionais - pensamento e sentimento - também chamadas de funções de julgamento e duas funções irracionais - intuição e sensação - que são funções de percepção.

As funções psicológicas da consciência são controladas pela vontade e também podem agir de forma autônoma. Atuam como pares de opostos e sempre haverá uma mais consciente e desenvolvida que a outra. A mais desenvolvida é a primária ou superior, e a menos desenvolvida é a função inferior, que pode ser considerada a mais distante da consciência, ao mesmo tempo é a função que mais precisa ser trabalhada por não estar tão desenvolvida, interferindo em nossas escolhas e gerando conflitos, ou seja, geralmente é a requer um contínuo aprimoramento.

Jung nos deixou contribuições significativas sobre o tema no seu livro *Tipos Psicológicos,* porém é importante observarmos que a finalidade dos seus estudos sobre tipos e funções não é dividir pessoas em categorias. Pode ser visto como mais uma possibilidade de compreendermos a psique do indivíduo, por meio das atitudes da consciência e das funções orientadoras.

1.3 INCONSCIENTE PESSOAL: SOMBRAS E COMPLEXOS

Os conteúdos inconscientes são todos aqueles que não podem ser diretamente relacionados com o eu de forma perceptível. Podemos classificar esses conteúdos de duas formas: inconsciente pessoal e inconsciente coletivo. Jung nos deixou valiosas observações:

> Nosso real conhecimento do inconsciente mostra que ele é um fenômeno natural, e que, tanto quanto a própria natureza, é no mínimo neutro. Ele abrange todos os aspectos da natureza humana: luz e escuridão, beleza e feiura, bem e mal, o profundo e o insensato.[14]

---

[14] JUNG, C. G. *A vida simbólica.* Petrópolis: Vozes, 2013. § 607.

O inconsciente pessoal é composto por conteúdos desenvolvidos e reprimidos durante a vida do indivíduo. É formado por sombras e complexos. Fazem parte da sombra os aspectos ocultos ou inconscientes de si mesmo, bons ou maus, que, por alguma razão, o ego está reprimindo ou a eles nunca teve acesso. É tudo aquilo que tememos, desprezamos, não queremos conhecer, admitir e desejar ser, ou seja, é o que negamos em nós e geralmente projetamos nos outros.

De um modo geral, Jung e autores junguianos definem complexo como um aglomerado de associações, com estrutura arquetípica, carregada de imagens e sensações, marcado por afeto e emoção e com função autorreguladora da psique. Os complexos são envolvidos por conteúdos internos ou externos e ao serem constelados podem alterar a consciência e interferir no comportamento do indivíduo, resultando em caráter traumático, doloroso ou possibilitar harmonia nas relações.

Assim sendo, segundo Magaldi Filho:

> Nem todos os complexos são patológicos, produtores de sofrimento ou advindos deles, mesmo quando eles aparecem autonomamente. A grande maioria dos complexos provém de processos inconscientes, constelando forte carga afetiva e conteúdos compensatórios por grande quantidade de imagens arquetípicas.[15]

Ainda, de acordo com o autor, a fase gestacional e o primeiro ano de vida são períodos de incubação de infinidade de complexos que influenciarão a vida do indivíduo nas escolhas, medos, desejos, busca de parceiros, profissão, entre outros.

1.4 INCONSCIENTE COLETIVO: ARQUÉTIPOS E INSTINTOS

O inconsciente coletivo pode ser compreendido como uma estrutura cerebral herdada, capaz de gerar imagens semelhantes por conexões mitológicas, que nos ligam simbolicamente à dimensão universal e é composto por arquétipos e instintos.

Os arquétipos podem ser representados pela consciência coletiva que está presente em cada pessoa, em forma de arquivo da memória de todos os

---

[15] MAGALDI FILHO, W. *Dinheiro, saúde e sagrado*: interfaces culturais, econômicas e religiosas à luz da psicologia analítica. 2. ed. São Paulo: Eleva Cultural, 2014. p. 211.

povos e em todos os tempos. São potencialidades psíquicas herdadas que se manifestam por meio de imagens. De acordo com Jung, arquétipo significa:

> Um 'Typos' (impressão, marca-impressão), um agrupamento definido de caracteres arcaicos, que, em forma e significado, encerra motivos mitológicos, os quais surgem em forma pura nos contos de fadas, nos mitos, nas lendas e no folclore.[16]

Ainda, conforme a teoria de Jung, existem arquétipos denominados de anima e animus, como segue: "A anima, sendo feminina, é a figura que compensa a consciência masculina. Na mulher, a figura compensadora é de caráter masculino e pode ser designada pelo nome de animus".[17] Esses dois opostos mediam nossa relação com o outro.

De grande importância, os instintos são impulsos naturais em todos os indivíduos. Podem ser compulsórios, involuntários e até se manifesta-rem de forma cíclica, rítmica ou mesmo ritualística. Podemos citar como exemplos o instinto do medo, da fome, do labor, da sexualidade, da reflexão e da criatividade. Vindo ao encontro a isso, Jung nos deixou uma reflexão:

> Quanto mais civilizado, mais consciente e complicado for o homem, tanto menos ele será capaz de obedecer aos instintos. As complicadas situações de sua vida e as influências do meio ambiente se fazem sentir de maneira tão forte, que abafam a débil voz da natureza.[18]

Os instintos são ligados às necessidades básicas primordiais: sobre-viver, crescer e perpetuar, que podem ser compreendidos como atitudes inatas. Arquétipos, por sua vez, podem ser compreendidos como herança psíquica, com sentimentos profundos e universais.

1.5 PROCESSO DE INDIVIDUAÇÃO: SELF, IMAGO DEI, FUNÇÃO TRANSCENDENTE E MANDALA

A individuação é um processo vasto, que envolve a necessidade natural do ser humano de evoluir para alcançar o desenvolvimento total e integral da sua personalidade. O seu objetivo é promover o autoconhecimento, que auxi-lia na integração dos aspectos desconhecidos e sombrios que estão no incons-ciente, trazendo-os para a consciência, na busca de significado existencial.

---

[16] JUNG, C. G. *Fundamentos da Psicologia Analítica*. Petrópolis: Vozes, 1985. § 80.

[17] *Idem. O eu e o inconsciente*. Petrópolis: Vozes, 2013. §.328.

[18] *Idem. Aion* – Estudo sobre o simbolismo do si-mesmo. Petrópolis: Vozes, 2013. § 40.

Conforme Jung, a individuação favorece o encontro do ego com o self, arquétipo da ordem e da totalidade, com relação de complementaridade:

> O processo da individuação natural produz uma consciência do que seja a comunidade humana, porque traz justamente à consciência o inconsciente, que é o que une todos os homens e é comum a todos os homens. A individuação é o 'tornar-se um' consigo mesmo, e ao mesmo tempo com a humanidade toda.[19]

É um processo de transformação que inclui o universo e com a movimentação da psique, pode ocorrer a expansão para os processos inconscientes da alma. Self simboliza totalidade e pode representar o divino dentro de nós, também conhecido como imago Dei. Assim sendo, pode-se perceber que as experiências do self possuem numinosidade, que pode ser expressa simbolicamente em histórias, sonhos, contos e também por mandala, símbolo bastante significativo, representação simbólica da psique, que compreende a integração do inconsciente com o consciente.

Percebe-se também, a partir de leituras realizadas, que a função transcendente é um mecanismo auto regulador da psique, origina-se na tensão criada entre consciente e inconsciente, que envolve a enantiodromia (o fluir da energia em um movimento pendular) e consiste em produzir uma saída criativa, integrando polaridades. Ainda, a função transcendente pode se manifestar de modo simbólico e permite a vinda de uma nova atitude perante ao si-mesmo e à vida.

Além dos principais pressupostos teóricos apresentados, é importante destacar que Jung norteou seu trabalho em estudos sobre símbolos, sonhos e mitologia, que também comparecem no decorrer do livro.

Muitos dos pressupostos teóricos de Jung foram formulados em conexão com a natureza. Considero importante ampliarmos nosso olhar sobre os elementos terra, água, ar e fogo, que podem contribuir com a nossa cosmovisão - forma de compreender o mundo e nos relacionarmos com ele - principalmente sobre o meio ambiente e a sustentabilidade. É o que apresento no próximo capítulo.

---

[19] *Idem. A prática da Psicoterapia.* Petrópolis: Vozes, 2013. § 227.

CAPÍTULO II

A NATUREZA E OS SEUS ENSINAMENTOS

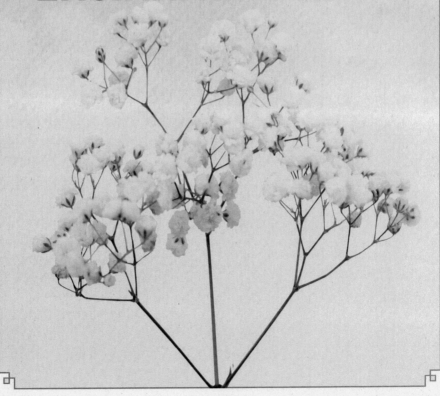

2.1 JUNG E A SUA CONEXÃO COM A NATUREZA

Para Carl Gustav Jung, o contato com a natureza ocupava espaço importante da sua vida. Assim que possível ele adquiriu uma casa às margens do Lago Zurique, onde viveu até morrer. Posteriormente, comprou um pedaço de terra em Bollinger para construir sua casa de campo, na margem norte do Lago de Zurique, onde aos poucos edificou sua torre, que representou em pedra seus pensamentos e conhecimentos. Ali se recolhia nos finais de semana e durante as férias e concretizava grande parte de sua teoria, baseada na composição da sua cosmovisão científica e pessoal. Preservava o espaço simples, de forma que possibilitasse um contato direto com a natureza e os elementos terra, fogo, água e ar, onde podia contemplar árvores, animais, montanhas, água corrente e outros mais. Jung também praticava esportes junto à natureza. Gostava de velejar e também de escalar montanhas. Realizou várias viagens que lhe proporcionaram contato com outras culturas e com diversidade de costumes, que também envolveram a natureza.

Jung estudou e teorizou até morrer, como já descrevi anteriormente. Não é por acaso que foi considerado velho sábio. Aos poucos, fundou sua teoria analítica, com embasamento científico e pela sua conexão com a natureza. A própria palavra natureza aparece inúmeras vezes na sua obra para analogicamente explicar os processos que envolvem o psiquismo. Da mesma forma, muitas vezes utilizou frases com elementos da natureza para exemplificar os fenômenos que estava evidenciando sobre o psiquismo, chamando a atenção para a desconexão do ser humano e o meio em que vive, característica que ele evidencia em muitos dos seus livros. Mesmo incompreendido e considerado por alguns como místico e romântico, Jung persistiu e mostrou sua grande sensibilidade para reconhecer os mistérios que envolvem as conexões criativas e integradoras:

> A ciência termina nas fronteiras da lógica, o que não ocorre com a natureza, que também floresce onde teoria alguma jamais penetrou. A *venerabilis natura* (venerável natureza) não para no antagonismo, mas serve-se do mesmo para formar um novo nascimento.[20]

Nesse sentido, podemos citar inúmeras frases, porém, para exemplificar, ater-me-ei apenas a algumas e outras aparecerão no decorrer do livro.

---

[20] *Idem. Ab-reação, análise dos sonhos e transferência*. Petrópolis, 2013. § 524.

A conexão com a natureza nos permite respeitar o tempo, como disse Jung: "Se tivermos a natureza por guia, nunca trilharemos caminhos errados".[21] Da mesma forma orientou: "A natureza é um contínuo, e muito provavelmente a nossa psique também o é".[22] A frase nos leva a pensarmos nos ciclos da vida. Ele complementou: "Por mais que joguemos fora a natureza por meio da força, ela sempre retorna".[23] Tudo reflete no seu funcionamento natural. O momento presente está interligado com o passado e o futuro. Sobre o processo de enantiodromia, destacou: "A própria natureza procura o antagônico e dele tira a harmonia e não do idêntico".[24]

De modo especial, gostaria de destacar uma frase de Jung sobre as etapas da vida humana comparadas ao sol, tema que amplio no terceiro capítulo:

> Os cento e oitenta graus do arco de nossa vida podem ser divididos em quatro partes. O primeiro quarto, situado a leste, é a infância, aquele estado sem problemas conscientes, no qual somos um problema para os outros, mas ainda não temos consciência de nossos próprios problemas. Os problemas conscientes ocupam o segundo e terceiro quartos, enquanto que o último quarto, na extrema velhice [...], voltamos a ser uma espécie de problema para os outros. A infância e a extrema velhice são totalmente diferentes entre si, mas têm algo em comum: a imersão no processo psíquico inconsciente.[25]

A nossa vida pode ser comparada ao sol, ciclo que se repete diariamente em constante movimento de nascer e deixar morrer e, assim como nós, nas diferentes fases da nossa vida, em que nascemos, exaltamos os nossos raios, depois nos recolhemos.

Considero fundamental a visão de Jung sobre a conexão que devemos manter com a natureza e os aspectos psicológicos que estão inseridos nesse vínculo. A cosmovisão de Jung acerca do tema me estimulou recentemente a participar do VI Congresso do Ijep, com a palestra "Cosmovisão, meio ambiente e sustentabilidade".[26] De forma idêntica, percebo o contato com

---

[21] Idem. *Civilização em transição*. Petrópolis: Vozes, 2013. § 34.

[22] Idem. *A vida simbólica*. Petrópolis: Vozes, 2013. § 181.

[23] Idem. *Presente e futuro*. Petrópolis: Vozes, 2013. § 514.

[24] Idem. *Tipos Psicológicos*. Petrópolis: Vozes, 2013. § 790.

[25] Idem. *A natureza da psique*. Petrópolis: Vozes, 2013. § 795.

[26] IJEP – https://www.ijep.com.br – *VI congresso online*. Palestra cosmovisão, meio ambiente e sustentabilidade, 2021.

a natureza como oportunidade de estabelecer conexão com o mundo imaginal. Isso me inspirou a escrever sobre a função dos psicoterapeutas como jardineiros da psique e fazer ampliações sobre a relação entre a psicoterapia e a natureza, de algum modo abarcando conteúdos como processo de enantiodromia, sincronicidade, mandala, tipologia e as quatro estações do ano, que apresento a seguir, em forma de ensaio.

2.1.1 Psicoterapeutas: jardineiros da psique. Ampliação da relação entre psicoterapia e natureza

Desde criança as vivências com a natureza me mobilizam e me encantam. O contato com os quatro elementos, terra, fogo, água e ar, correspondem, à luz da psicologia junguiana, às funções da consciência: sensação, intuição, sentimento e pensamento (Fotografia 1). Elas me auxiliaram no processo de cura nas dimensões do corpo, mente, alma e espírito, possibilitando ressignificações dos padrões de unilateralidade e intensidade, em virtude da integração da tensão de opostos geradores de cisão e conflitos.

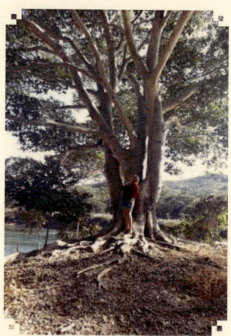

Fotografia 1 - Natureza.
Fonte: a autora.

A partir de observações, vivências e reflexões sobre a natureza pude estabelecer conexões com a psique e o processo de psicoterapia, além de perceber que a lei que rege a natureza é a lei da harmonia, dinâmica da consonância dos dissonantes. É o que trabalhamos com o nosso cliente que se apresenta sem luz em algum aspecto na busca de si mesmo.

Em entrevista realizada por McGuire e Hull, Jung descreveu a ligação entre o homem e o meio ambiente nos seguintes termos:

> Todos nós precisamos de alimento para a psique, é impossível encontrar esse alimento nas habitações urbanas, sem uma única mancha de verde ou árvore em flor; necessitamos de

um relacionamento com a natureza; precisamos projetar-nos nas coisas que nos cercam; o meu eu não está confinado no corpo; estende-se a todas as coisas que fiz e a todas as coisas à minha volta, sem estas coisas não seria eu mesmo, não seria um ser humano. Tudo que me rodeia é parte de mim.[27]

Com isso, Jung nos mostra o quanto que a natureza é sábia e nos oferece elementos que possibilitam ampliar reflexões sobre a dimensão do ser humano integral em busca da alteridade.

Dessa forma é interessante observarmos o processo de psicoterapia, segundo a psicologia analítica junguiana, como um contínuo caminhar rumo a si mesmo, que envolve a enantiodromia. Inicialmente aparecem as queixas emergentes, carregadas de elementos sombrios a serem discriminados, diferenciados e integrados, resultando em aprendizagem sobre o que o sofrimento trouxe e o despertar de atitude transformadora para resgatar a harmonia.

Em termos gerais, o jardineiro é o profissional que cuida dos jardins, repara solo, aduba a terra, rega plantas e realiza podas em determinadas épocas para que elas revigorem, cresçam e floresçam. Para arrumar o jardim é necessário conhecimento, manejo adequado, em que a falta ou o excesso geram desarmonia, que é o equivalente à lei da compensação das polaridades. Observe que Milton Nascimento, em sua canção "O Cio da Terra", lembra-nos da importância de afagarmos a terra e fecundarmos o chão... "cio da terra propícia estação".[28] Preparar o solo, semear, cuidar e colher... Metaforicamente, é o que nós, psicoterapeutas, realizamos com nossos clientes, numa dinâmica que envolve o expandir, penetrar, retrair e cristalizar, em ciclos que compreendem espaço, movimento, energia e tempo, que, de alguma forma, contemplo neste texto.

É importante considerar que as estações do ano nos mostram que existe tempo para tudo. E, para ampliar esse pensamento, Jung afirmava ter nelas a expressão de verdades psicológicas.[29] A primavera sugere época de crescer e expandir até florir. Envolve força e renovação. O verão pode ser visto como momento de exteriorizar sentimentos, em que acontecem encontros com otimismo e leveza, guiados pela energia do sol. No outono as folhas caem, encerrando um ciclo, terminando com nostalgia e amadurecimento. Por fim, o inverno representa recolhimento e interiorização, tristeza, melancolia e depressão.

---

[27] MCGUIRE, W.; HULL, R. F. C. *C. G. Jung: entrevistas e encontros*. São Paulo: Cultrix, 1997. § 189.

[28] NASCIMENTO, M. *O Cio da Terra*. Letra de Chico Buarque. Philips, 1977.

[29] JUNG, C. G. *A natureza da psique*. Petrópolis: Vozes, 2013. § 780.

Geralmente o cliente nos procura no inverno de sua vida, no âmago da dor, em busca de resgatar e integrar a escuridão do seu inconsciente à luz da consciência. No decorrer das sessões, ocorre o que podemos chamar de outono, período em que a ampliação dos conteúdos trazidos permite amadurecimento e o cliente começa a perceber a vida com mais leveza e otimismo, o que pode analogicamente ser comparado ao verão. Por fim, nosso cliente cresce, expande e ressignifica sua história, tempo da primavera de sua vida. E o que é a vida senão uma mistura de estações, permeadas pelos elementos terra, água, fogo e ar?

Plantas nascem, alimentam-se de lodo, estrume, restos que se transformam em flores, frutos e sementes, o que nos remete para infância, juventude, vida adulta e velhice. Nascemos, crescemos, reproduzimos e morremos. Ciclos em que podemos transitar em solos férteis e florescer com as podas realizadas. E podas são lapidações, é deixar morrer algo dentro de nós antes da morte física, para nascer o novo. Plantas embelezam, produzem aromas e essências que curam, ao mesmo tempo produzem a droga que afeta e pode matar.

Outro aspecto que pode ser considerado é o que Jung apresenta sobre as profundezas da alma: "Árvore nenhuma, sabemos, cresce em direção ao céu, se suas raízes também não se estenderem até o inferno".[30] As raízes da árvore procuram espaços e crescem para todas as direções, com aspectos primitivos e funcionais. Sem enraizamento a árvore fica comprometida. Muito similar ao que acontece na história de vida do cliente, que é ser único e com história única, que precisa ser compreendido numa dimensão maior. O caule, por sua vez, ligado às raízes e condutor de seiva, é possibilidade de transformação e transcendência. Permite conexões com as dimensões superiores da existência. A copa da árvore, com suas folhas que sintetizam energia, com flores que embelezam e perfumam e com sementes como fonte de renovação, simboliza o alcance da plenitude. Dessa forma, podemos refletir sobre alguns princípios da natureza: flores são mandalas naturais e florescem onde foram plantadas, ipês nos ensinam muito sobre como passar por seca intensa para florir, folhas que caem produzem adubo e rosas nascem em planta com espinhos. A adubação e a poda são feitas para estimular o crescimento; quando são mal feitas, castram e matam. Flor e fruto colhidos antes do tempo não tem o mesmo encanto e sabor. A árvore se mostra frondosa e produz sombra. Do mesmo modo, nós, psicoterapeutas, trabalhamos com personas e auxiliamos o cliente na integração dos conteúdos sombrios.

---

[30] *Idem. Aion* – Estudo sobre o simbolismo do si-mesmo. Petrópolis: Vozes, 2013. § 78.

Vindo ao encontro ao manejo psicoterápico, Jung contribui de forma significativa:

> Falta contato com a natureza que cresce, vive e respira. A pessoa sabe o que é um coelho ou uma vaca através de livros ilustrados, enciclopédias ou televisão. E pensa que conhece realmente, mas fica admirada quando mais tarde descobre que o estábulo fede, pois isso não estava na enciclopédia.[31]

Penso que nessa passagem Jung sugere que não basta aprendermos conteúdos, definições, técnicas e ficarmos presos ao mundo das ideias. Nesse sentido, lembro-me do meu pai, homem do campo e sem conhecimento teórico, todas as noites observava o céu e previa o tempo para o dia seguinte com precisão, por meio de observações, intuições e sensações. É necessário compreender a dor do cliente numa dimensão maior e não tocar em «feridas» que não podemos ajudar a curar. Céu, estrelas, lua, sol, vento, seca, chuva, quantas analogias e aprendizagens nos permitem! E como disse Rubem Alves, ao se referir que jardins começam com um sonho de amor:

> O que é que se encontra no início? Jardim ou jardineiro? É o jardineiro. Havendo um jardineiro, mais cedo ou mais tarde um jardim aparecerá. Mas, havendo um jardim sem jardineiro, mais cedo ou mais tarde ele desaparecerá. O que é um jardineiro? Uma pessoa cujo pensamento está cheio de jardins. O que faz um jardim são os pensamentos do jardineiro. O que faz um povo são os pensamentos daqueles que o compõem.[32]

A natureza é cíclica e tudo que brota da terra vai para a terra, mesmo após transformações recebidas pela ação do homem. Tudo o que temos e precisamos origina-se da natureza. Já dizia Jung, com muita sabedoria: "Por mais que joguemos fora a natureza por meio da força, ela sempre retorna".[33] Saber esperar é um aprendizado tão importante a ser resgatado na sociedade imediatista e consumista que estamos inseridos. É preciso trabalhar o valor de aguardar e confiar, assim como a natureza nos mostra seus ciclos de produção, em que ocorre o tempo de plantar e o de colher, época de estiagem das águas, época de reprodução e relação com o processo natural do amanhecer e do anoitecer. Nessas vivências, pequenas frustrações nos preparam para as maiores que virão, como processo natural da vida.

---

[31] Idem. Civilização em transição. Petrópolis: Vozes, 2013. § 882.

[32] ALVES, R. Entre ciência e sapiência: dilema da educação. São Paulo: Loyola, 1999. p. 24.

[33] JUNG, C. G. Presente e futuro. Petrópolis: Vozes, 2013. § 514.

É preocupante o aumento de crianças medicadas com ansiolíticos, sem falar do suicídio na adolescência. Doenças emocionais, físicas e espirituais se alastrando, pessoas correndo contra o tempo e cada vez mais doentes, sem transformar seus sintomas em expressões simbólicas. Diante dessa realidade, também nos cabe, como psicoterapeutas, resgatarmos o valor da natureza, que nos dá limite, que é organizador e estruturante, possibilitando administrar as frustrações do nosso imediatismo.

Para finalizar, trago mais uma citação de Jung que nos remete ao valor do trabalho do psicoterapeuta: "Uma árvore que cresceu torta não endireita com uma confissão, nem com o esclarecimento, mas que ela só pode ser aprumada pela arte e técnica de um jardineiro."[34] Assim como o jardineiro que planta, poda, aduba e faz florescer, nós psicoterapeutas - jardineiros da psique - podemos ajudar a embelezar seres humanos em busca de sentido e significado, desconstruindo crenças, ajudando a criarem recursos internos para suportarem as podas necessárias e viverem com mais exuberância no florescer de suas vidas.

2.2 OS QUATRO ELEMENTOS DA NATUREZA

Escrever sobre a natureza sempre é inspirador, principalmente ao trazer para ampliação os elementos terra, água, ar e fogo. Estudiosos de diferentes áreas relacionadas ao corpo, emoções, plantas, ervas medicinais, astros, força gravitacional e outros mais, que comparecem em diferentes culturas, também enfatizam a importância dos quatro elementos na vida dos seres humanos. Comprovados cientificamente ou não, esses saberes têm o seu valor e são transmitidos transgeracionalmente.

De forma resumida e de acordo com diversas teorias (medicina tradicional chinesa, antroposofia, bioenergética, yoga, massoterapia, consciência corporal, astrologia, entre outras), o elemento terra pode ser visto como materialização, firmeza e resistência. Está voltado ao reino vegetal, remete-nos à primavera, faz-nos lembrar da lua crescente. Envolve o sistema muscular, tronco e chacra umbilical. Encontra-se nos ramos das plantas e plantas vitamínicas. O elemento água é adaptabilidade, sensibilidade e esperança. Está voltado ao reino humano, indica o inverno e a lua cheia, relacionado ao sistema nervoso central e ao chacra laríngeo. Encontrado principalmente em frutas e plantas balsâmicas, o elemento ar é ponderação,

---

[34] Idem. *A prática da psicoterapia*. Petrópolis: Vozes, 2013. § 153.

engenhosidade e astúcia. Está voltado ao reino animal, remete-nos ao outono e à lua minguante. Envolve o sistema nervoso periférico e o chacra coronário, encontrado em folhas, flores e plantas calmantes. Por último, o elemento fogo simboliza coragem, atitude e iniciativa. Voltado ao reino mineral, lembra-nos do verão e da lua nova. Está ligado ao sistema ósseo e ao chacra básico, encontrado nas raízes das plantas e em plantas estimulantes. Vale lembrar que esses diferentes olhares atuam com os elementos em desarmonia e ao mesmo tempo com o aspecto preventivo. É importante lembrar que, na visão junguiana, esses aspectos não podem ser vistos de forma categórica, unilateral e sim como possibilidades que auxiliam na compreensão do ser humano singular e integral.

Jung, por sua vez, estabeleceu uma conexão simbólica entre as funções psicológicas (sensação, sentimento, pensamento e intuição) e os quatro elementos, que aparecem nos estudos relacionados aos tipos psicológicos e da alquimia. Terra, água, ar e fogo representam analogicamente as nossas ações, as nossas emoções, as nossas reflexões e a nossa sabedoria. Cada um dos quatro elementos está relacionado a uma função psicológica e uma operação alquímica. O elemento terra está relacionado à função sensação e é denominado de operação *coagulatio*. O elemento água está relacionado à função sentimento e é denominado de operação *solutio*. O elemento ar relaciona-se com a função pensamento e é chamado de operação *sublimatio*. Finalmente, o elemento fogo está relacionado com a função intuição e envolve a operação *calcinatio*. Esse conteúdo se refere ao estudo da alquimia e no presente capítulo, entrarei de forma mais resumida na sua linguagem e no seu simbolismo. Posteriormente, em capítulo exclusivo, contemplarei o tema com mais detalhes, facilitando maior compreensão.

De algum modo, os quatro elementos regem os seres vivos e toda a natureza. Metaforicamente, o cantor Raul Seixas trouxe em forma de música esses saberes: "Eu sou a vela que acende. Eu sou a luz que se apaga. Eu sou a beira do abismo. Eu sou o tudo e o nada. [...] Que eu sou feito da terra, do fogo, da água e do ar [...]. O início, o fim e o meio".[35] Para o espírito da época, talvez isso não tenha sido algo assimilado, mas, para o espírito das profundezas em que ele mergulhava, é perfeitamente compreensível e admirável, por envolver sabedoria de alma. A quintessência alquímica pode simbolizar a integração das nossas potencialidades e a harmonia entre os quatro elementos. A nossa busca gira em torno de

---

[35] SEIXAS, R. *Gita*. Philips Records, 1974.

alcançar a quintessência (opus alquímica), ou seja, transformar a realidade em que estamos inseridos, realizar a integração das diferentes polaridades e promover a transcendência.

Para complementar as minhas ampliações, apresento quatro ensaios que envolvem os elementos terra, água, ar e fogo, contemplando também vários conteúdos junguianos. Ao falar de terra, evidencio a alquimia e a operação *coagulatio*, os arquétipos, a função psicológica sensação, o inconsciente coletivo, os instintos, a mitologia, os padrões feminino e masculino, os símbolos e a vida cíclica. Na ampliação sobre água, enfatizo a alquimia e a operação *solutio*, os arquétipos, o inconsciente coletivo, a função psicológica sentimento, a mitologia, o sagrado e o tempo de Kairós. Ao escrever sobre o ar, atenho-me à alquimia e à operação *sublimatio*, à função psicológica pensamento, mitologia, psicossomática e transcendência. Finalizando o capítulo, trago ampliações sobre o elemento fogo e enalteço os conteúdos alquimia e a operação *calcinatio*, astrologia, espiritualidade, função psicológica intuição, mitologia e rituais. Alguns conteúdos se repetem, mas se voltam para questões específicas de cada elemento da natureza.

2.2.1 Terra, Gaia ou Grande Mãe: potencialidade criativa da integração dos opostos

Como é belo observar o pulsar da terra com os seres vivos que nela habitam! Opostos que se integram e se harmonizam com a sabedoria de Gaia, considerada a grande mãe na mitologia grega, em forma de mulher, terra ou natureza, que representa a vida cíclica da morte e do renascimento em diferentes dimensões (Fotografia 2). No amanhecer os pássaros cantam alegres e anunciam mais um dia. No anoitecer, a natureza se silencia e nos transmite a mensagem de que é hora de descansar. Sapos, corujas, morcegos, vagalumes, lobos, e outros animais, com seus diferentes hábitos,

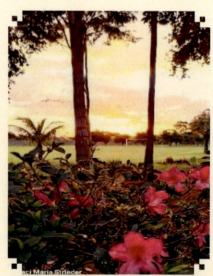

Fotografia 2 - Pulsar da terra.
Fonte: a autora.

iniciam sua jornada noturna, envolvendo os seus sentidos aguçados. Hora de nos recolhermos e nos recompormos. No campo, algumas máquinas ainda trabalhando; na cidade, o barulho de carros ressoando, pessoas comemorando e pessoas em situação de rua se aglomerando. Para alguns, as madrugadas frias acompanham a solidão e para outros a inspiração. Enquanto alguns seres dormem, outros acordam. E nossas cidades barulhentas, em nome da modernidade, alteram o nosso relógio biológico, interferindo no ciclo do sono e dos sonhos. Em "Mar me quer", o escritor e biólogo moçambicano Mia Couto reproduziu em seus versos essas sensações: "Digo-lhe, dona: quando ficamos calados igual a uma pedra, acabamos por escutar os sotaques da terra".[36]

Sábia é a natureza, que entre um dia e outro tudo integra e transforma. Pensarmos na imensidão da terra e em tudo que a envolve é muito significativo. Permite-nos mergulhar na infância e percorrer uma vida, possibilita abraçarmos o simbolismo e nos encontrarmos com o mais sagrado, com o berço gerador da natureza e os elementos que dela fazem parte. Jung sabiamente buscou refúgio na natureza para ampliar os fenômenos da psique humana e, com o sentimento de parentesco com todas as coisas, identificou nela os fundamentos lógicos que o ajudaram a compreender melhor essa dimensão. Diante das angústias e de suas inquietações dizia: "Assim, a idade avançada é... uma limitação, um estreitamento. E no entanto acrescentou em mim tantas coisas: as plantas, os animais, as nuvens, o dia e a noite, e o eterno do homem".[37]

E qual é a origem da terra? Controvérsias nos acompanham, principalmente quando envolvem as crenças religiosas e o universo científico, delineando sobre o criacionismo e a evolução. De forma idêntica, a história nos mostra que os povos antigos acreditavam nos eventos da natureza como criados por deuses e lhes atribuíam magia, criando mitos para seu entendimento. Gaia, a Mãe - Terra na mitologia grega, considerada como potencialidade geradora e deusa da fertilidade, representada pelos símbolos das frutas e grãos, remete-nos à terra como origem de todas as coisas vivas. Ela contém todos os opostos, representando a capacidade de morrer e de renascer constantemente, sendo ao mesmo tempo jovem e velha, a que alimenta e a que guerreia. Analogicamente, essa potencialidade nos remete à representação do feminino em forma Lilith/Eva (que ensina o masculino

---

[36] COUTO, M. *Mar me quer*. Moçambique, Portugal: Cena Lusófona, 2000.

[37] JUNG, C. G. *Memórias, sonhos e reflexões* (reunidas e editadas por Aniela Jaffé). Rio de Janeiro: Nova Fronteira, 1986. p. 310.

a lidar com a polaridade e a transgressão), Maria (a santa que inspira segurança), Helena (que transmite fortaleza e vai para a batalha) e Sofia (a sábia que integra as três mulheres anteriores, harmonizando o bom, o belo e o verdadeiro), contribuição significativa de Magaldi Filho sobre a mulher e o princípio feminino.[38] Ou quem sabe é a conexão das deusas gregas Afrodite (deusa do amor, da beleza e da sensualidade), Deméter (deusa da nutrição e da maternidade), Atena (deusa da sabedoria, da guerra, da arte, da estratégia e da justiça) e também Perséfone (deusa das ervas, flores, frutos e perfumes). Neumann escreveu sobre as funções básicas do feminino de proteger e de nutrir, como segue: "O feminino parece ter essa grandeza porque aquilo que é contido, protegido e nutrido, que recebe calor e amparo, é sempre pequenino, o desamparado e o dependente, completamente à mercê do Grande Feminino."[39]

De forma idêntica, a escritora Cora Coralina reproduziu, em "O Cântico da Terra", essa admiração: "Eu sou a grande Mãe Universal. Tua filha, tua noiva e desposada. A mulher e o ventre que fecundas. Sou a gleba, a gestação, eu sou o amor".[40]

A composição da terra possui vários elementos químicos naturais na sua crosta terrestre. Entre eles, podemos citar o magnésio, o alumínio, o cálcio, o oxigênio, o silício, o ferro, o titânio, o sódio e o potássio. Quanta riqueza natural e essencial para os seres vivos! Essa mistura de elementos da terra transforma a vida e nos conduz ao campo simbólico da alquimia, representando a materialização, a firmeza e a resistência, que nos permite realizar mudanças significativas, com o objetivo de gerar estados de alma. Segundo Jung, ao tentar explorar a prima matéria, o alquimista projetava sobre ela o seu inconsciente.[41] O processo alquímico é metafórico, é símbolo transformador de energia que cura, em contínuo movimento de dissolver e coagular, ciclo evolutivo da ampliação da consciência, promovendo a morte e o renascimento.

Entre as sete operações alquímicas, a *coagulatio* é considerada a operação que pertence à terra, que transforma as coisas em sólido pelo

---

[38] MAGALDI FILHO, W. *Dinheiro, saúde e sagrado*: interfaces culturais, econômicas e religiosas à luz da psicologia analítica. 2. ed. São Paulo: Eleva Cultural, 2014. p. 186-187.

[39] NEUMANN, *A grande mãe:* um estudo fenomenológico da constituição feminina do inconsciente. São Paulo: Cultrix, 1974. p. 49.

[40] CORALINA, C. *O cântico da terra*. Textos e contextos: poemas dos becos de Goiás e estórias mais. São Paulo: Global, 1997. p. 210.

[41] JUNG, C. G. *Psicologia e alquimia*. Petrópolis: Vozes, 1994. § 345.

resfriamento e envolve a incorporação do ego com a relação do si-mesmo. Em outras palavras e de forma simbólica, nessa operação ocorrem transformações assim como ocorrem nos consultórios de psicoterapia. As demandas dos clientes, em forma de problemas, angústias e dores, precisam ser purificadas, ou seja, ressignificadas. Nesse sentido, envolvem-se os quatro elementos - água, ar, fogo e terra - coloca-se primeiro fogo, para secar as emoções, e depois promove-se o distanciamento delas, favorecendo a visão do problema com outro olhar, num estágio mais elevado, com o elemento ar. Ainda, é necessário ajudar o cliente a voltar para a realidade e colocar água, possibilitando o surgimento de ideias criativas. Assim, separa-se o que é viável para transformar em terra, em atitude e concretude, permitindo que o inconsciente se realize e se aproxime do self.

A palavra terra é pequena, porém uma imensidão envolve seus diferentes sentidos e significados. Terra à vista, dizia a expedição portuguesa ao avistar um monte de terra, denominado Monte Pascoal, que hoje é o sul da Bahia. O encontro com a terra nos proporciona uma sensação de segurança. Será que realmente estamos seguros em algum lugar? É interessante observarmos também a sensação de liberdade que temos ao pisarmos na terra depois de um voo longo, de um passeio de barco e de outros meios de transportes. Mesmo em momentos de recreação e lazer que um voo de asa delta ou um mergulho nas profundezas do mar nos proporciona, sentimo-nos aliviados quando somos devolvidos para a terra, que nos permite fantasiar sobre a sensação de controle, que é mera ilusão. Quanto mais controle, menos amor! São emoções que podem ser dissolvidas e coaguladas, misturando a água e a terra.

Pisar no chão é um ato que envolve firmeza, equilíbrio e alegria, que a criança vivencia nos seus primeiros passos. Caminha a criança guiada pelos pais, o adolescente com suas descobertas no grupo, o adulto com a realidade do mundo e o idoso cada vez mais curvado, voltando à terra. Pisar na terra ao mesmo tempo é desafiador, como interpreta Gilberto Gil com a música "Não chores mais": "Quentar o frio, requentar o pão e comer com você. Os pés, de manhã, pisar o chão, eu sei a barra de viver...".[42] Pisar o chão envolve os pés, que, no simbolismo do corpo, representam as nossas raízes e a nossa identidade. É a origem, o princípio e o começo. Também indicam o fim, a meta e o destino. Para a acupuntura chinesa representam a totalidade do corpo. Ao mesmo tempo, evocam uma unidade simbólica, como o

---

[42] GIL. G. *Não chores mais*. Macapá, Elektra, 1979.

feminino e masculino, o consciente e o inconsciente, o divino e o humano. Na mitologia, o deus manco é representado por Hefesto, mutilado nos pés pelo seu pai Zeus. Os pés feridos nos permitem refletir sobre a dolorosa realidade humana, com a expressão sem eira nem beira, representando o ser no relento, destituído do mínimo para sobreviver. Utilizamos também a expressão perdi o chão diante de surpresas negativas.

As pisadas, as marcas na terra e a demarcação de território são comuns entre os animais e também entre os humanos. Guerras, disputas pelo espaço, egos inflados, quando a caminhada poderia ser para o self. Quanto simbolismo, enquanto alguns pisam na terra, pisam também nos outros. E quantos sonham com um palmo de terra, um pedaço de chão. Constroem-se estruturas debaixo da terra, da mesma forma que edificam alicerces para a vida. Nesse contexto, o papel da família é fundamental, representando as nossas raízes e a nossa transgeracionalidade. Afirma-se que o ser humano com uma boa base não se perde nos caminhos da vida, porém perder-se nos caminhos da vida pode representar o alicerce para a concretude de novos e desafiadores sonhos.

Terra querida, geralmente compreendida como lugar onde nascemos e crescemos. Voltar para nossa terra é uma expressão que envolve emoção, que possibilita ampliar marcas e acessar o nosso inconsciente pessoal e coletivo. Remete-nos à infância e à adolescência, com doces ou amargas lembranças. Da mesma forma, nossa pátria Brasil faz o nosso coração vibrar ao ouvirmos o hino nacional, principalmente quando cantado à capela. Ao mesmo tempo, ficamos perplexos diante das injustiças, das tragédias e das corrupções, que nos permitem pensar que "em terra de cego, quem tem um olho é rei". Enxergar além das circunstâncias e agir com eficácia pode saciar a fome e a sede do saber e transformar a realidade.

Terra também é possibilidade de locomoção e de ligação. Constroem-se diferentes caminhos, unem-se cidades e povos e, de forma semelhante, erguem-se muros. Os segredos debaixo da terra, assim como as riquezas encontradas pelos garimpeiros e geólogos, podem ser comparados com as pedras no nosso caminho, que lapidamos em busca da essência. Cavar o subterrâneo é buscar sentido e significado, trazendo o inconsciente à luz da consciência, semelhante ao que ocorre no processo de psicoterapia, momento em que os psicoterapeutas, simbolicamente, ajudam a lapidar almas.

Mitos, rituais, diferentes estudos e diversas crenças envolvem a terra. Para a astrologia, ciência que decifra a influência dos astros nos acontecimentos da terra e na vida das pessoas, o elemento terra é encontrado nos signos de touro, de virgem e de capricórnio, que criam raízes e conseguem manter a sua segurança e estabilidade. Por outro lado, locomovem-se com resiliência, praticidade e persistência em diferentes ambientes, escalando montanhas, caminhando em campos, pisando em roças ou percorrendo florestas. Metaforicamente esses aspectos representam colocar a mão na terra fértil para extrair seu sustento.

De forma similar, na *Bíblia Sagrada* encontramos várias passagens enfatizando que tudo vem da terra e a ela retorna, como escrito em *Gênesis 3:19*: "No suor do rosto comerás o teu pão, até que te tornes à terra, pois dela foste formado; porque tu és pó e ao pó tornarás."[43] Enterramos pessoas e enterramos sementes. Assim como plantas, nascemos, crescemos, reproduzimos e morremos. Mesmo na cremação, as cinzas geralmente voltam para a terra. No contexto da poesia, Cora Coralina, em "O Cântico da Terra", deixou-nos uma ponderação: "E um dia bem distante a mim tu voltarás. E no canteiro materno de meu seio tranquilo dormirás".[44]

Terra é sinônimo de produção, de alimento e de nutrição, resultante de um espaço que permite o plantio e a colheita. Na música sertaneja, Chitãozinho e Xororó cantam a música "Terra tombada", enaltecendo a terra como "solo sagrado, chão quente, esperando que a semente venha lhe cobrir de flor".[45] Terra molhada é solo fértil. A terra tombada lembra a seca, que pode gerar a sede e a fome. No campo, tratores, roçadeiras e colheitadeiras são envolvidas do plantio até a colheita. O trabalho com a terra fascina muitos profissionais em diversas áreas. Agrônomos se aperfeiçoam para trabalhar o solo e aumentar a produção. Sertanejos, camponeses, pantaneiros, lavradores e agricultores falam da terra com apropriação, assim como engenheiros, ecologistas e biólogos, que conhecem cada detalhe da natureza. O jardineiro, por sua vez, sabe como preparar o florir, sensibilizando e alegrando almas. Em contrapartida, "quem semeia vento, colhe tempestade". Com a terra ocorre o mesmo: todas as ações que envolvem a sua preservação ou a sua destruição se refletem em nós. A natureza devolve o que fazemos com ela!

A terra nos permite afirmação! Quanto sofrimento é gerado ao nos compararmos com os outros, nesse mundo acelerado e descartável em que estamos inseridos. Isso nos faz lembrar do poeta Fernando Pessoa, que, com

---

[43] BÍBLIA Sagrada. *Gênesis 3:19*. São Paulo: Sociedade Bíblica do Brasil, 1993.

[44] CORALINA, C. *O cântico da terra*. Textos e contextos: poemas dos becos de Goiás e estórias mais. São Paulo: Global, 1997, p. 210.

[45] CHITÃOZINHO E XORORÓ. *Terra tombada*. Gravadora Copacabana, 1986.

linguagem simples e familiar, presenteou-nos com suas palavras: "Da minha aldeia vejo quanto da terra se pode ver no Universo... Por isso a minha aldeia é tão grande como outra terra qualquer, porque eu sou do tamanho do que vejo".[46] Podemos ver muito ou o suficiente para elevarmos a nossa autoestima e darmos um novo sentido e significado ao que é improdutivo em nossas vidas. Manoel de Barros, outro poeta famoso, há muitos anos dizia que devemos estabelecer uma sintonia com a terra: "Eu queria aprender o idioma das árvores. Saber as canções do vento nas folhas da tarde. Eu queria apalpar os perfumes do sol".[47] Em outras palavras, a sintonia com a terra nos propicia a paz.

Podemos aprender muito com os ensinamentos da terra, integrando--nos com a natureza, observando ciclos e florescendo em qualquer estação. Precisamos plantar e colher em solo fértil para vivermos com plenitude e para integrarmos os opostos que estão presentes na caminhada. Nesse sentido, Magaldi Filho nos traz uma reflexão sobre o processo de enantiodromia, que envolve o princípio de que todas as coisas se transformam:

> Do ponto de vista da Psicologia Analítica, pode-se afirmar que tudo que é negado ou reprimido volta de forma obscura e com poderes muito mais elevados que outrora [...]. Ou seja, na visão junguiana os opostos devem ser discriminados, diferenciados e integrados.[48]

Em resumo, podemos nos tornar seres menos fragmentados e estabelecer maior harmonia com a nossa alma ao unirmos os polos opostos.

Para encerrar minhas ampliações, enalteço a terra como uma potencialidade pelos inúmeros elementos que nos oferece, contribuindo com o nosso propósito de vida e a nossa realização. Da mesma forma, louvo a terra pela possibilidade de ampliar os silêncios, harmonizar os ruídos e integrar os antagonismos, contribuindo com a nossa evolução.

2.2.2 O arquétipo água: fonte de vida e de expressão

A água circula pelo mundo e é fonte de vida e de expressão. Entre tantos significados, pode simbolizar a origem da vida, a fecundidade, a fertilidade, a transformação, a purificação, a força e a limpeza. A água envolve

---

[46] PESSOA. F. *Vida e obras de Alberto Caeiro.* São Paulo: Global, 2017. p. 46

[47] BARROS, M. de. *Cantigas por um passarinho à toa.* Rio de Janeiro: Record, 2003.

[48] MAGALDI FILHO, W. *Dinheiro, saúde e sagrado*: interfaces culturais, econômicas e religiosas à luz da psicologia analítica. 2. ed. São Paulo: Eleva Cultural, 2014. p. 160.

um misticismo que permeia quase todas as crenças. Na sua essência, ela envolve um universo oculto. A água e a vida se confundem como um único ser (Fotografia 3).

Há muitos anos, em Bollingen, à beira do Lago Zurique, Carl Gustav Jung mergulhava no silêncio, praticava esportes náuticos, preservava o encontro com a natureza e se entregava à construção do saber. Sua casa era um centro de repouso e de renovação, ao mesmo tempo um templo de reflexão, de imaginação e expressão. Em muitos registros ele aparece olhando para a

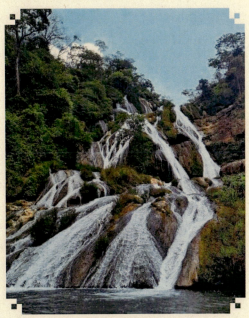

Fotografia 3 - Água e vida.
Fonte: a autora.

água, despertando inquietações: o que nosso velho sábio estava pensando? Quais sentimentos estavam aflorados naquela alma e que ampliações estava realizando? Em seus livros, o arquétipo água é elemento presente, especialmente em *Psicologia e alquimia*. Cada um dos quatro elementos - água, terra, ar e fogo - está relacionado com as funções psicológicas e com as operações alquímicas.

Da mesma forma, o arquétipo água aparece no livro *Memórias, sonhos e reflexões*. Nele Jung descreve o mar como uma grandeza e uma simplicidade cósmica que impõem silêncio:

> O mar é como música; traz em si e faz aflorar todos os sonhos da alma. A beleza e a magnificência do mar provêm do fato de impelir-nos a descer nas profundezas fecundas de nossa alma, onde nos defrontamos conosco, recriando-nos, animando o triste deserto do mar.[49]

O arquétipo água, um dos quatro elementos, simboliza o sentimento, e as ondas do mar correspondem ao movimento da emoção. A

---
[49] JUNG, C. G. *Memórias, sonhos e reflexões* (reunidas e editadas por Aniela Jaffé). Rio de Janeiro: Nova Fronteira, 1986. p. 316.

poesia do mar é maternal, a imagem da água refletindo o corpo e a alma oferece ao homem o mais profundo sentimento de plenitude. Para maior compreensão, os arquétipos se encontram no inconsciente coletivo e são potencialidades psíquicas herdadas, que se manifestam por meio de imagens, representam as memórias ancestrais vivenciadas e registradas ao longo da evolução humana.

Conforme a ciência, a água é uma substância encontrada no planeta na forma sólida, líquida e gasosa, e é formada por dois átomos de hidrogênio e um átomo de oxigênio (H_2O). O corpo humano é composto em torno de 70% de água, que é fundamental para a realização de diferentes funções. A proteção é uma delas, na composição da lágrima, que protege os olhos e simbolicamente limpa a visão, permitindo enxergar o que não se via antes; do líquido amniótico, que protege o feto no útero da mãe, ambos gerando luz e vida. Patrícia Marx e Seu Jorge expressam, na música "Espelhos D'Água", a importância do olhar, comparando os olhos a refletores de alma: "Os seus olhos são espelhos d'água, brilhando você..."[50] Vale lembrar que o olhar muitas vezes expressa o que a boca não consegue dizer.

Rios, geleiras, lagos e águas subterrâneas são importantes para os seres vivos, principalmente por fornecerem água doce. Porém a maior parte da água do nosso planeta é salgada, tema de debate da sociedade, que já sente os efeitos causados pela sua escassez, pelas enchentes, que provocam inúmeras tragédias, pelo desperdício e pela contaminação. Como já dizia o poeta Manoel de Barros: "Vi que as águas têm mais qualidade para a paz do que os homens [...] Vi que as andorinhas sabem mais das chuvas do que os cientistas."[51]

Muitos rituais religiosos são realizados na presença da água, representada por um rio, mar ou lago. Eles têm seu valor associado ao poder sagrado, simbolizando a purificação e a cura, como no cristianismo, por ocasião do batismo. Por outro lado, as águas expressam o castigo de Deus, em forma de dilúvio, por causa do pecado dos homens. Vale ressaltar que a água simboliza também a morte e as devastações. Tom Jobim, em 1972, cantou e encantou com "Águas de março", trazendo metaforicamente o triunfo da vida sobre a morte: "promessa de vida no teu coração [...] São as águas de março fechando o verão".[52] O dilúvio do nosso interior transborda, porém se abre para uma nova estação.

---

[50] MARX, P.; JORGE, S. *Espelhos D'Água*. Ficar com você. Lux, 1995.

[51] BARROS, M. *Ensaios fotográficos* (Borboletas). Rio de Janeiro: Record, 2000.

[52] JOBIM, A. C. *Águas de março*. Matita Perê. Nova Iorque: Philips Records, 1973.

O arquétipo água também é parte da alquimia, estudada por Jung por mais de 15 anos, que a trouxe para um patamar psicológico e um encontro máximo com a singularidade. De uma forma geral, a partir do entendimento de Jung e autores junguianos, é uma ferramenta para estabelecer ligação anímica entre psicoterapeuta e cliente, seguindo os passos da alma e iluminando a sombra para atingir a divina regeneração humana e chegar na sua essência, que é o amor. Como mencionei em outros momentos, os principais componentes da transformação alquímica envolvem operações - linguagem metafórica da alquimia - e o objetivo é gerar estados de alma.

A alquimia é símbolo transformador de energia que cura, em contínuo processo de dissolver e coagular, ciclo evolutivo da ampliação da consciência, promovendo morte e renascimento. A *solutio* é a operação que pertence à água, que transforma um sólido em líquido, e esse sólido é absorvido e solvido para ocorrerem transformações. Podemos relacioná-lo aos tempos de seca, aos aspectos psíquicos que estão estagnados e aos padrões que precisam ser mudados. Envolve o choro, os alagamentos e a lavagem das emoções. *Coagulatio*, por sua vez, simboliza a concretização de algo novo, promovendo a transformação. Assim, Raul Seixas, que cantou o "Medo da chuva", identificou a chuva como poderosa e temida, ao mesmo tempo a viu como possibilidade de mudança e renovação da vida em contínuo movimento: "Pois a chuva voltando pra terra, traz coisas do ar".[53] Processo de dissolver e coagular, algo tão real quanto místico.

Muitos autores enaltecem a água. No *Dicionário dos símbolos*, a água é descrita como vida e morte: "O ser humano, como as águas do rio, morre a cada instante".[54] São as mortes simbólicas, processo em que deixamos muitas coisas morrerem para o novo entrar. Mircea Eliade, descreve o mito como um sistema dinâmico de símbolos e arquétipos: "O mito conta uma história sagrada que relata um acontecimento ocorrido no tempo primordial, o tempo fabuloso do princípio [...] Mito é a palavra, a imagem, o gesto, que circunscreve o acontecimento no coração do homem."[55]

Nos mitos dos heróis a água geralmente está associada ao nascimento ou renascimento. Como exemplo, podemos citar Poseidon, considerado o Deus das Águas, para os gregos, e conhecido pelos romanos como Netuno.

---

[53] SEIXAS, R. *Medo da chuva*. Gita. São Paulo: Philips Records, 1974.

[54] CHEVALIER, J.; GHEERBRANT, A. *Dicionário dos símbolos:* sonhos, costumes, gestos, formas, figuras, cores, números. Londrina: Universidade Estadual de Londrina, 2013. p. 13.

[55] ELIADE, M. *Imagens e Símbolos*. Lisboa: Arcádia, 1972. p. 11-13.

Era representado como um homem de barba, portando um tridente, o qual era usado para bater o mar e para separar pedaços de rocha. Ele usava a água e os terremotos para exercer vingança, mas também podia apresentar um caráter cooperativo.

Da mesma forma, as divindades relacionadas com a água geralmente apresentam duas características femininas fundamentais: a sensualidade e a maternidade. As rainhas do mar, ao mesmo tempo que são belas, também são ameaçadoras, pois são associadas aos perigos das correntezas dos mares e dos rios. Iemanjá, Iara, Afrodite e as Sereias são exemplos típicos. Iemanjá é considerada a divindade das águas doces e salgadas. Muito cultuada e respeitada, é mãe de quase todos os Orixás. Na mitologia amazônica, Iara se afogou no encontro entre os rios Negro e Solimões e é considerada a criadora da pororoca, no encontro do rio com o oceano. Afrodite, a deusa do amor e da sexualidade, teve forte relação com o mar, reconhecida por marinheiros que lhe pediam proteção em novas viagens pelas ondas. As sereias lembram Perséfone, pois eram suas companheiras antes de ela ter sido levada para o Reino de Hades, o mundo dos mortos. O canto das sereias é considerado como um canto fúnebre.

Algumas expressões populares também refletem a importância da água. Crescemos ouvindo que águas passadas não movem moinhos. Na mesma intensidade, que água mole em pedra dura tanto bate até que fura. Realizamos experimentos de dar água na boca. Quantas vezes chegamos na gota d'água e confirmamos que desta água não beberei? E quem nunca se sentiu um peixe fora d'água?

Vindo ao encontro, Guilherme Arantes marcou época com sua música "Planeta Terra". Com sua voz estabeleceu uma conexão interior e exaltou o poder da água:

> Águas que caem das pedras, no véu das cascatas, ronco de trovão, e depois dormem tranquilas, no leito dos lagos… Águas que movem moinhos, são as mesmas águas, que encharcam o chão, e sempre voltam humildes, pro fundo da terra.[56]

Vida e morte, seca e chuva, polos opostos que precisam ser integrados. As saídas criativas para a seca nos remetem aos ipês, que começam a florescer após cessarem as chuvas e iniciar uma seca árdua. As suas cores rosa, amarelo, branco, roxo e azul não se sobrepõem, cada tonalidade de ipê tem seu tempo para florescer e, apesar de suas flores durarem poucos dias, sua beleza fascina os olhares dos espectadores. Simbolicamente, nós também nos tornamos melhores e florescemos, após vivenciarmos as secas da vida.

---

[56] ARANTES, G. *Planeta Terra*. Festival MPB Shell, 1981.

Assim também, a Psicologia Analítica busca a transformação do indivíduo por meio da movimentação da sua psique, tornando conscientes seus conteúdos inconscientes, objetivando um ser menos fragmentado, que resulta em mudança de padrão e integração de corpo, alma, mente e espírito. A partir dessa etapa poderemos preencher nossa consciência com escolhas, separações e destilações das emoções, para ficarmos mais leves e tomarmos atitudes concretas, coagulando, curando, dando consistência e colorido à tintura da vida, que é a nossa verdadeira essência. A psicoterapia favorece o processo de individuação e a função transcendente, com saídas criativas para o encontro do ego com o self, num constante processo de dissolver e coagular, principalmente com o auxílio do elemento água. As dores da alma vão se transformando e se tornando mais claras, para finalmente serem ressignificadas, com novo sentido e significado.

A vida é cíclica! Tudo passa e tudo se renova! O tempo de Kairós nos mostra que a natureza é uma dádiva divina, e os quatro elementos nos foram dados para criarmos uma vida de plenitude. Água do mar, do rio, do lago, da cachoeira, da cascata... Preservemos o que nos permite o alcance da paz. A nossa alma pode ser uma fonte de água pura: fonte de vida e de expressão!

2.2.3 O elemento ar e a função pensamento: asas ou gaiolas?

Muitos de nós tivemos uma infância marcada pelas brincadeiras ao ar livre. Desde cedo, aprendemos a arte de soltar pipas, que envolve direcionar uma linha e fazer malabarismos no céu. Quanta beleza e aprendizagem se concretiza nesse momento lúdico, que também envolve alguns perigos, que podem ser evitados com conhecimento, cuidados e escolhas, simbolicamente representadas por asas e gaiolas. Nesse sentido, Rubem Alves nos deixou um aforismo - visão que faz ver sem explicar - sobre gaiolas e asas:

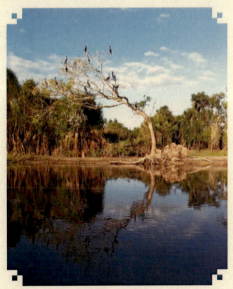

Fotografia 4 - Liberdade
Fonte: a autora.

> Pássaros engaiolados são pássaros sob controle. Engaiolados, o seu dono pode levá-los para onde quiser. Pássaros engaiolados têm sempre um dono. Deixaram de ser pássaros. Porque a essência dos pássaros é o voo. Escolas que são asas não amam pássaros engaiolados. O que elas amam são os pássaros em voo. Existem para dar aos pássaros coragem para voar. Ensinar o voo, isso elas não podem fazer, porque o voo já nasce dentro dos pássaros. O voo não pode ser ensinado. Só pode ser encorajado.[57]

O voo dos pássaros nos transmite a sensação de liberdade (Fotografia 4). As andorinhas voam em bando, pois uma andorinha voando sozinha não faz verão, que nos remete para a importância da coletividade. Da mesma forma, a águia, considerada a mensageira divina e rainha dos céus, representa a coragem, a força e a beleza. Enquanto isso, seres humanos voam de avião, que encurta o tempo, o espaço e une as pessoas. Voar de avião, de helicóptero ou de asa delta, tem um sentido simbólico de nos lançarmos no ar. De forma idêntica, o ato de abrir as asas e voar de um pássaro pode representar a vontade de nos entregarmos para a vida, com menos apegos e mais amor. Na canção "Pássaro de fogo", com coragem, força e beleza, Paula Fernandes expressa sua criatividade: *"Tão longe do chão, serei os teus pés, nas asas do sonho, rumo ao teu coração."*[58] Seres humanos também voam em pensamentos! Nesse sentido, as expressões voar alto, voar baixo, voar livremente ou mesmo voar com os pés no chão são comuns, representando metaforicamente os nossos voos, nem sempre percorridos com êxito.

A possibilidade de nos elevarmos move-nos para reflexões sobre a atmosfera. Segundo a ciência, existem cinco camadas da terra que são envolvidas pelo ar: troposfera, estratosfera, mesosfera, termosfera e exosfera. Há muito tempo, em 1643, Torricelli inventou o barômetro, que serve para medir a pressão atmosférica, a altitude e as possíveis mudanças de tempo. Com o avanço da tecnologia, hoje ele já é encontrado em iPhones 6/6 Plus, funcionando no app Saúde (Health). A ciência avançou, porém sabemos que nem tudo pode ser explicado. Alguns fenômenos continuam nos surpreendendo. Quem imaginou que uma pandemia provocaria um recolhimento social no mundo? O novo coronavírus propaga-se pelo ar, ao mesmo tempo em que o oxigênio, incolor e inodoro, é essencial na respiração dos seres vivos. Como disse Rubem Alves:

---

[57] ALVES, R. *Gaiolas ou Asas?* Por uma educação romântica. Campinas: Papirus, 2008, p. 29-32.

[58] FERNANDES, P. *Pássaro de fogo*. Belo Horizonte, Universal Music, 2009.

> O sujeito da educação é o corpo, porque é nele que está a vida. É o corpo que quer aprender para poder viver [...] A inteligência é um instrumento do corpo cuja função é ajudá-lo a viver [...]. As ferramentas permitem-me voar pelos caminhos do mundo.[59]

Analogicamente, isso nos leva a pensar: como voar pelos caminhos da alma?

O elemento ar, assim como a terra, a água e o fogo, é fundamental para o universo e também representa funções internas, visíveis ou não. O ar transita pelo terreno da razão, do estímulo e do espaço. De igual modo, a alquimia, estudada por Jung no decorrer de muitos anos, constituiu-se de sete operações, e a *sublimatio* é a operação que pertence ao ar, pela qual um sólido é aquecido e entra no estado gasoso, tomando a direção do alto. Esse processo envolve a elevação e a volatilização, com imagens simbólicas que indicam movimento para cima: elevadores, montanhas, escadas, voos, pássaros, asas e outros mais. Metaforicamente, é o momento em que o indivíduo começa a conscientizar-se de algum conteúdo inconsciente que estava desconhecido e este passa a tornar-se de seu conhecimento, o que permite trazer a função pensamento, definida por Jung como uma das funções racionais, que envolve julgamento. Ela é voltada ao intelectual, permite associar ideias para chegar a uma conclusão, envolve a lógica e a objetividade e está centrada na busca de resultados e soluções de um problema. É o que ocorre na operação *sublimatio*: afastamo-nos do problema para uma maior compreensão dele, mas não podemos ficar afastados o tempo todo. As asas podem se tornar gaiolas! Ainda para possibilitar mais reflexões, cito Jung que, em outras palavras, evidencia a necessidade de sairmos dessa operação e voltarmos à concretude:

> A vida natural é o solo em que se nutre a alma. Quem não consegue acompanhar essa vida, permanece enrijecido e parado em pleno ar. É por isto que muitas pessoas se petrificam na idade madura, olham para trás e se agarram ao passado, com um medo secreto da morte no coração.[60]

É possível que Jung queira nos afirmar que ficarmos parados pode nos fixar em padrões unilaterais, que geram patologias.

---

[59] ALVES, R. *Por uma educação romântica*. 7. ed. Campinas: Papirus: 2008. p. 32.

[60] JUNG, C. G. *A natureza da psique*. Petrópolis: Vozes, 2013. § 800.

Nos estudos da psicossomática o elemento ar é relacionado ao aparelho respiratório, envolve o pulmão e a respiração, podendo surgir no corpo em forma de sintomas como a asma, a bronquite, a rinite e outros mais. Quantas vezes ouvimos a expressão "falta-me ar para respirar!"? Fiquei sem ar, simbolicamente, pode representar que não consigo mais respirar o mesmo ar que outros respiram, ou seja, não suporto mais lidar com os problemas do ambiente. Igualmente, temos outras representações sociais: perdi o fôlego, prendi a respiração, estou com a respiração cansada, estou suspirando, estou bufando... São sensações nítidas de estarmos presos em gaiolas. No simbolismo oriental, doenças respiratórias podem representar tristeza, secura, dificuldade de adaptação a novas etapas e de abandonar velhas coisas e o desejo de ritmo e ordem. O pulmão estabelece contato com o mundo exterior, que envolve trocas e liberdade. Os estudos sobre a astrologia nos mostram que os signos gêmeos, libra e aquário, são guiados pelo ar, que abrange a comunicação, a curiosidade, a liberdade de viver e o movimento. Ficar parado para esses signos é um caos. A inspiração é símbolo de um ato criativo e, quando não estamos inspirados, a imunidade pode baixar, tornando-nos suscetíveis a doenças que podemos pegar no ar, como fungos, bactérias e vírus.

Os meios de comunicação expandem suas informações com a utilização de expressões como está no ar ou vai ao ar, lançando ideias pela televisão, pelo rádio e pela internet. No momento, com a pandemia do novo coronavírus, passamos a nos comunicar por diferentes plataformas digitais, estabelecendo relações de troca no trabalho, no lazer e no entretenimento. Essas conexões podem simbolizar o movimento de pesar e medir no distanciamento, focar e voltar para a terra, representando o uso da criatividade para pensarmos em novas realidades. De forma metaforizada, podemos ampliar sobre o pensar no distanciamento, com a teoria de C. G. Jung, que apresentou, em *Tipos psicológicos*, as quatro funções psíquicas e considerou a função pensamento como racional, por envolver a discriminação lógica e conceitual, que compreende julgar, discriminar e classificar, sem interesse no valor afetivo. Mas podemos de fato pensar sem envolver as funções sentimento, sensação e intuição? Segundo o autor, as quatro funções são importantes, predominando uma, que é a mais presente, denominada função principal. As demais ocupam o lugar de funções auxiliares, e uma delas é nossa função inferior, que precisa de um olhar especial, por envolver nossos aspectos sombrios. As quatro funções dão conta da completude de uma determinada situação.

As palavras ar e pensamento, que permeiam nossas reflexões, permitem-nos muitas ampliações. Para maior compreensão, o grupo Cidade Negra trouxe reflexões sobre o pensar, em seu álbum "Sobre todas as forças": "Pensamento é um momento que nos leva à emoção [...] Sempre que você chegar terá que atravessar a fronteira do pensar [...] E o pensamento é o fundamento, eu ganho o mundo sem sair do lugar".[61] O pensamento pode ser uma prisão, quando retemos conteúdos que precisamos deixar morrer dentro de nós. Ao mesmo tempo, pode ser uma expressão criativa que promove um olhar diferente para a angústia, resultando em algo libertador.

Na mitologia grega, Zeus era considerado o deus dos céus, dos raios, dos relâmpagos e dos trovões e os utilizava para a destruição ou para a produção. Para Zeus, foram dados poderes sobre os céus, assim como, para Hades, poderes sobre a terra, e Poseidon, nos mares. Outros deuses também eram ligados ao ar. Éolo era respeitado como o guardião dos ventos, que ensinava a navegar. Zéfiro era deus do vento do oeste, representando uma brisa suave ou vento agradável. Ainda na mitologia grega, encontramos Pegasus, filho do amor impossível de Poseidon e Medusa, em forma de cavalo alado, cria a fonte de inspiração dos artistas, sendo considerado por muitos o rei dos céus. Zeus permitiu que ele continuasse a subir cada vez mais alto até alcançar as estrelas, transformando-as em constelação.[62] Inspiração metaforizada que se converteu em artes, filmes e livros e, até hoje, envolve temáticas sobre sonhos idealizados e concretizados, como aparece na música "A força do amor", da banda Roupa Nova: "Abriu minha visão o jeito que o amor, tocando o pé no chão, alcança as estrelas. Tem poder de mover as montanhas, quando quer acontecer, derruba barreiras".[63] Sejamos como Pegasus, uma eterna fonte de elevação e imaginação criadora, capaz de transformar a nossa realidade!

Voar envolve subir e descer. O sonho de voar como os pássaros inspirou Santos Dumont, o inventor do avião, e Ícaro, da mitologia grega, que realizou esse sonho, construindo asas feitas com penas de gaivotas e coladas com cera de abelhas. Ao sentir-se livre como um pássaro, voou cada vez mais alto, sem ouvir os conselhos de seu pai. A tragédia ocorreu em seguida, pois o calor do sol derreteu a cera e descolou as penas. Despencou das alturas até cair e afogar-se no mar Egeu.[64] A desmedida

---

[61] CIDADE NEGRA. *Sobre todas as forças*. Epic, 1994.

[62] COLEÇÃO: *Divindades Gregas*, São Paulo: Editora Abril, 2004. *Passim.*

[63] ROUPA NOVA. *A força do amor*. BMG-Ariola, 1991.

[64] MACHADO, L. V. *Mitos gregos*: o voo de Ícaro e outras lendas. São Paulo: Ática, 2005. *Passim*. Disponível em: https://www.coletivoleitor.com.br/wp-content/uploads/2019/08/mitos-gregos-classicos-em-quadrinhos.pdf. Acesso em 20 fev. 2022.

provocou a tragédia, que, de alguma forma, o cantor Byafra, nos anos 80, trouxe na música "Sonho de Ícaro", que foi tema de novela e cantada até hoje por muitos de nós. Nela retratou a delícia de ir às alturas: "Voar, voar, subir, subir. Ir por onde for, descer até o céu cair, ou mudar de cor. Anjos de gás, asas de ilusão e um sonho audaz feito um balão".[65] Por outro lado, a fábula *O gavião e o rouxinol* enfatiza situações de bom senso no dia a dia e nos alerta para o perigo da desmedida, do excesso, da violência, da arrogância, do orgulho e da vaidade, maléfico para todos, também conhecido como *hýbris*, na mitologia. Isso é retratado no texto de Hesíodo, em *Os trabalhos e os dias,* em que um gavião no alto das nuvens leva preso em suas garras um rouxinol:

> Desafortunado, por que gritas? Tem a ti um bem mais forte; tu irás por onde eu te levar, mesmo sendo um bom cantor [...] Insensato quem com os mais fortes medir-se, de vitória é privado e sofre, além das penas, vexame.[66]

Da mesma forma, a *hýbris* se faz presente nos entornos relacionais e nos convida para a harmonização dos opostos.

Finalizando minhas ampliações, trago Ísis, considerada a deusa mais importante do Antigo Egito, pelo seu conhecimento e pela sua sabedoria, um falcão com as asas abertas, consideradas asas divinas, que podiam ressuscitar os mortos. Era considerada deusa da morte e deusa curadora. Simbolicamente representa a vida, com morte e renascimento. Diante de tantas mortes físicas e emocionais reais, precisamos renascer! E quantas vezes deixamos morrer, não apenas por escolha, mas por não termos alternativas. Por outro lado, podemos abrir espaço para o novo, promover o renascimento e a cura com novos pensamentos e novas atitudes. Podemos nos distanciar da terra como pássaros que voam livremente pelo ar, depois voltarmos à terra e transcendemos para os cuidados com a terra e com todos que nela habitam. Nesse sentido, a arte do silêncio nos ensina a escutar a voz do vento. As escolhas nos permitem voar pelos caminhos da alma e, para tanto, podemos optar sempre entre asas ou gaiolas.

---

[65] BYAFRA. *Sonho de Ícaro.* Existe uma ideia. Ariola, 1984.

[66] HESÍODO. *Os trabalhos e os dias.* Trad. Mary de Camargo Neves Lafer. São Paulo: Editora Iluminuras Ltda. 2002, p. 207 – 211.

2.2.4 O elemento fogo e a função intuição: energia curadora ou destrutiva?

Desde cedo aprendemos que com fogo não se brinca, simbolizando que não podemos tratar descuidadamente de coisas perigosas. Onde há fumaça há fogo, frase usada para falar de alguma coisa misteriosa que está acontecendo. Quantas vezes deixamos o circo pegar fogo e nos deleitamos ao ver desenrolar-se uma situação de conflito. E no calor do momento, com as emoções intensas, usamos expressões de linguagem que representam diferentes olhares sobre o fogo, metaforicamente designando impulso, desejo, criatividade, paixão, agressividade e transformação, em forma de cura ou de destruição.

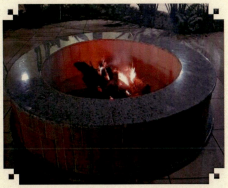

Fotografia 5 - O fogo e sua simbologia.
Fonte: a autora.

Diante de tantos significados, podemos realizar ampliações sobre os simbolismos do fogo, trazendo Jung que em seu livro *Símbolos da transformação* evidenciou a preparação do fogo como algo existente em todo o mundo, em todos os tempos e que foi perdendo seu mistério aos poucos, porém seu uso continua ocorrendo, envolvendo cerimônias, ritos e mistérios (Fotografia 5). Em *Tipos psicológicos*, Jung descreveu a função intuição como um dos quatro instrumentos explicativos da consciência, associado ao elemento fogo e ao movimento, podendo ser compreendido como a faculdade ou ato de perceber, discernir ou pressentir coisas, independentemente de raciocínio, de análise ou das aparências externas dos fatos. Segundo o autor, "na intuição, qualquer conteúdo se apresenta como um todo acabado sem que saibamos explicar ou descobrir como este conteúdo chegou a existir".[67] É formada por imagens simbólicas e conceitos não abstraídos, que não são fáceis de serem traduzidos em palavras.

Quando adentramos na História, percebemos percursos em muitos caminhos para a compreensão do fogo. Em culturas antigas, representava um rito sagrado, que envolvia sacrifício aos deuses. A transformação em fumaça permitia o alcance das regiões superiores e a cooperação com os deuses.

---

[67] JUNG, C. G. *Tipos psicológicos*. Petrópolis: Vozes, 2013, § 865.

Nas tradições indígenas, acender uma fogueira significava felicidade e prosperidade, representando o próprio sol, que era chamado de O Grande Fogo. Os antigos costumavam se reunir ao redor do fogo da lareira para contar histórias. Ainda hoje se cultuam rituais em torno de fogueiras, lareiras e fogões a lenha. O fogo de uma lareira, dentro de um ambiente caseiro, é aconchegante e inspirador, aquecendo o ambiente e a alma dos amantes. Lidar com o fogo tem um encanto e uma força ameaçadora, principalmente com a intervenção na natureza com queimadas de florestas.

Na mitologia grega, Héstia é a deusa do fogo sagrado, relacionada com a chama das lareiras que aquecem os lares e os templos, foi muito respeitada pelos deuses e os mortais.[68] Ela simboliza o ponto de equilíbrio interno com momentos de solitude, ensina-nos a olhar para dentro e entrar em contato com os nossos valores para alcançar a harmonia, remetendo-nos ao self. A tocha olímpica, que surgiu na Grécia Antiga, tem como objetivo levar o fogo para diferentes nações e representa simbolicamente esse espírito da paz representado por Héstia. Ao mesmo tempo, evoca o mito de Prometeu, que roubou o fogo de Zeus para entregar aos mortais e foi castigado por isso.

O elemento fogo constitui uma energia criadora e, segundo Tresidder, possui um vasto sentido simbólico: "Encontra-se o fogo significando a purificação, a revelação, a transformação, a regeneração e o ardor espiritual ou sexual"[69]. O fogo também tem uma simbologia relacionada à sexualidade. Negar fogo e ser fogo de palha são queixas constantes. O fogo é o representante das paixões, das fortes emoções, do desejo, da libido, revelando também sofrimento, como cantam Zezé Di Camargo e Luciano: "A ferro e fogo não dá, com tanta indiferença, vendo a vida passar, tropeços e tropeços, pedras no meu caminho"[70]. O fogo também pode ser um paradoxo, além de ser extremamente intenso e destrutivo, possui em si a fragilidade: ele acaba, mas também acaba com as coisas por onde passa. Ainda sobre o fogo e o amor, Luís de Camões trouxe o paradoxo "Amor é fogo que arde e não se vê"[71], provocando questionamentos. Por último, Domenico Modugno, pela música "Lontananza" retrata com palavras os sentimentos verdadeiros: "A distância é como o vento, acende os fogos grandes e apaga os pequenos".[72]

---

[68] BOLEN, J.S. *As deusas e a mulher:* nova psicologia das mulheres. São Paulo: Paulus, 1990, p.158.

[69] TRESIDDER, J. *Os símbolos e seus significados.* Lisboa: Estampa, 2000, p.106.

[70] ZEZÉ DI CAMARGO E LUCIANO. *A ferro e fogo não dá.* Sony Music, 2002.

[71] CAMÕES, L. V de. *Amor é fogo que arde sem se ver.* São Paulo: Ediouro, 1997. *Passim.*

[72] MODUGNO, D. *A distância (Lontananza).* LP A personalidade de Francisco Petrônio. Continental, 1971.

De modo geral, nos livros de História o fogo aparece como ato de expurgar o mal, com a Santa Inquisição e sua caça às bruxas. De forma idêntica, os contos de fada nos trazem histórias de bruxas com seus caldeirões e fornos, que evidenciam o perigo do fogo. João e Maria é uma história no imaginário infantil que envolve o desamparo diante do desconhecido, a força interior para vencer o mal e a coragem de se livrar do calor do forno, libertando-se também da bruxa.[73] Em contrapartida, vivenciamos desde cedo o valor do fogo no preparo de alimentos, porém pôr fogo na canjica não envolve um ato de cozinhar. É uma expressão que representa agitação, confusão ou ficar animado, com muita energia.

Ao mergulharmos em diferentes crenças, filosofias ou religiões, que são inúmeras, deparamo-nos com o Budismo. Nele o fogo pode representar a iluminação. Segundo o I Ching, o fogo pode representar as paixões, o espírito ou o conhecimento intuitivo. Os taoístas entram no fogo para libertar-se do condicionamento humano e fazem isso sem se queimarem. Enquanto isso, pôr a mão no fogo, expressão da qual os incorruptíveis saem vencedores, para nós muitas vezes é algo difícil de realizar. Para os cristãos, na busca de Deus, em momentos de louvor e oração, algumas sensações podem ser vivenciadas e manifestadas pelo calor no coração, assim como algumas passagens bíblicas retratam o poder de Deus se manifestando em fogo. No sentido figurativo, podemos citar uma passagem sobre o julgamento em 1 Coríntios 3:13: "Manifesta se tornará a obra de cada um; pois o dia a demonstrará, porque está sendo revelada pelo fogo; e qual seja a obra de cada um o próprio fogo o provará".[74] O fogo pode simbolizar a destruição ou a purificação, que envolve o ato de derreter, de esterilizar ou de moldar. Na liturgia católica, o fogo novo é celebrado na noite de Páscoa, como simbolismo da regeneração e penitência. Algumas religiões trazem reflexões sobre o fogo do inferno, enaltecendo a necessidade do calor humano em forma de solidariedade coletiva. Nesse sentido, Jung trouxe a reflexão: "O que pensais da natureza do inferno? O inferno é quando a profundeza chega a vós com tudo o que não mais ou ainda não dominais"[75].

Ritos de purificação pelo fogo também são utilizados em crematórios como ritos de passagem entre o mundo dos vivos e dos mortos. O fogo queima, devora, consome, destrói, reduz a cinzas e está em constante

---

[73] GRIMM, I. *Contos de Fada*. São Paulo: Iluminuras, 2002. *Passim*.

[74] BÍBLIA Sagrada. *Coríntios 3:13*. São Paulo: Sociedade Bíblica do Brasil, 1993. p. 198.

[75] JUNG, C. G. *O Livro Vermelho* – Liber Novus: edição sem ilustrações. 2.ª Reimpressão. Petrópolis: Vozes, 2016. p. 153.

movimento e evolução. Ele pode causar sufocamento com sua fumaça em incêndios, nas paixões, nos castigos e nas guerras. De acordo com Bachelard, aquilo "que se modifica lentamente se explica através da vida, o que se modifica depressa é explicado pelo fogo"[76]. Labaredas e fumaça podem causar queimaduras que, sob o olhar da psicossomática, podem revelar raiva expressa no corpo. Em estudos e estatísticas, percebem-se crescentes queimaduras e mortes por asfixia, mortes acidentais ou provocadas envolvendo desespero, culpa, drogadição, alcoolismo, surtos psicóticos e maníacos. Ao mesmo tempo que o fogo nos faz lembrar de lazer e da gastronomia, acendendo o fogo das churrasqueiras e dos fogões, muitos acidentes são causados. Em alguns casos aparece o fogo posto, que simboliza incêndio criminoso, sendo provocado intencionalmente e resulta em destruição.

Segundo diferentes estudos da astrologia, os signos com o elemento fogo - Áries, Leão e Sagitário - seguem seus objetivos com confiança e energia, mobilizados por calor, intensidade, iniciativa, impulsividade, liderança, competição, coragem e independência. Áries tem impulsos para fazer começos e sair dos estados de inércia. Leão demarca território, tem necessidade de controle e vai ao palco. Sagitário apresenta facilidade de mudança e adaptações. Não são necessariamente características determinantes no ser humano, mas podem ser exploradas como potenciais, iluminando o lado sombrio para o alcance da harmonia.

Na alquimia o elemento fogo é representado por um triângulo com o vértice apontando para cima (Δ). As substâncias enxofre, mercúrio e sal são a base da prima matéria e podem ser separadas por meio do fogo. Carl Gustav Jung descreveu as sete operações que envolvem o processo alquímico e em termos gerais, *calcinatio* é uma delas, compreendida como a operação que pertence ao fogo e, nesse processo, ocorre o aquecimento de um sólido, com o objetivo de volatilizá-lo e transformá-lo em pó. É um processo de secagem, que envolve aquecimento e retirada da água. O fogo é purgador e atua sobre a nigredo, tornando-a branca e evaporando as emoções que não servem mais. Edinger comenta essa dura transformação, que, no sentido simbólico, envolve muito suor.[77]

Para ampliar e trazendo para a realidade do consultório, o vaso psicoterapêutico é construído dentro da relação entre cliente e psicoterapeuta. Ambos entram no vaso e ambos saem transformados, como enaltece Jung:

---

[76] BACHELARD, G. *A psicanálise do fogo*. Lisboa: Estúdios 1972. p. 21.

[77] EDINGER, E. *Anatomia da psique*: o simbolismo alquímico na psicoterapia. São Paulo: Cultrix, 2006. p. 37.

"Ninguém mexe com o fogo ou veneno sem ser atingido em algum ponto vulnerável".[78] Nesse contexto, três sentimentos são construídos: valorização, pertencimento e segurança. Simbolicamente, o fogo é energia psíquica liberada gradativamente e é pelo fogo que os complexos são transformados.

Alquimistas e psicoterapeutas precisam ter fogo próprio e dosar a arte do fogo para realizar as transformações necessárias. A psicoterapia pressupõe ressignificações e é isso que o cliente busca quando procura um psicoterapeuta. Ele representa alguém que auxilia no processo de modificar velhos padrões para deixar o novo entrar, favorecendo melhorias significativas.

Complemento a reflexão e culmino minhas ampliações com o olhar de Jung, que há muito evidenciou a possibilidade de experimentarmos o fogo no plano espiritual a partir da transformação simbólica que ocorre na operação *calcinatio*, momento em que o elemento fogo e a função intuição podem resultar em energia psíquica curativa ou destrutiva, a partir de nossas escolhas.

---

[78] JUNG, C. G. *Psicologia e Alquimia*. Petrópolis: Vozes: 1994. § 5.

CAPÍTULO III

DIFERENTES OLHARES SOBRE O DESENVOLVIMENTO HUMANO

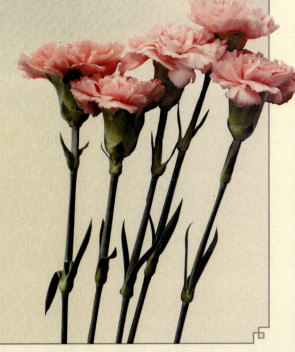

3.1 AS ETAPAS DO DESENVOLVIMENTO HUMANO

Carl Gustav Jung contribuiu significativamente com a compreensão do desenvolvimento da personalidade humana. Preferiu não centrar seus estudos em períodos cronológicos específicos, como muitos psicólogos o fizeram, por considerar os problemas que envolvem as etapas da vida humana por demais exigentes:

> Pelo contrário, trataremos apenas de certos problemas, isto é, de coisas que são difíceis, questionáveis e ambíguas; numa palavra: de questões que nos permitem mais de uma resposta - e, além do mais, respostas que nunca são suficientemente seguras e inteiramente claras.[79]

Considerei relevante trazer também outros olhares, que de alguma forma somam com o entendimento dessa complexidade que envolve o psiquismo humano, enfatizado no decorrer dos anos pelas escolas da psicologia. Percorrendo esse campo, inúmeros autores marcaram e ainda marcam época com estudos interessantes, principalmente voltados ao período infantil, cada qual com aprofundamentos importantes, que apresento de forma resumida. Infelizmente não poderei apresentar todos e vou me centrar em alguns que foram mais significativos na minha vida. Outros autores que considero importantes e não necessariamente citados aqui, comparecem nos meus ensaios, de acordo com as diferentes temáticas. Wilhelm Wundt, fundador da psicologia científica, deixou-nos como objeto de estudo a experiência imediata.[80] Jean Piaget foi considerado um cognitivista.[81] Assim como Jung, ele gostava da natureza e dos momentos de solidão para a integração dos seus estudos sobre a psicologia genética, descrevendo os estágios de desenvolvimento e os processos de assimilação, acomodação e equilibração, que permitem certa associação ao processo de enantiodromia, que apresento no decorrer dos meus escritos. Vygotsky, com enfoque sócio-histórico, enfatizou a capacidade humana de unir a linguagem ao pensamento, adquirindo conhecimentos pela interação do sujeito com o meio.[82]

No campo da psicanálise, podemos citar a importância de Freud, que nos deixou conhecimentos sobre o desenvolvimento psicossocial,

---

[79] JUNG, C. G. *A natureza da psique*. Petrópolis: Vozes, 2013. § 749.
[80] SCHULTZ, D. P.; SCHULTZ, S. E. *História da psicologia moderna*. 10. ed. São Paulo: Cengage Learning, 2016. p. 79.
[81] DOLLE, J. M. *Para compreender Jean Piaget. Rio de Janeiro*: Zahar, 1975. *Passim.*
[82] VYGOTSKY, L. S. *Pensamento e linguagem*. São Paulo: Martins Fontes, 1987. *Passim.*

envolvendo cinco fases (oral, anal, fálica, de latência e genital), sendo que na fase fálica comparecem os complexos de Édipo e Electra, conhecidos e difundidos até hoje.[83] Melanie Klein, pós-freudiana, desenvolveu questões acerca dos fenômenos psíquicos desde o nascimento até a morte, envolvendo as fantasias inconscientes.[84] Donald Winnicott se ateve aos estudos sobre a tendência inata ao amadurecimento, enriquecendo concepções sobre o desenvolvimento emocional precoce, principalmente o conceito de fenômenos e objetos transicionais.[85] Henry Wallon deixou-nos os estudos sobre a afetividade no processo de aprendizagem.[86] Jacques Lacan deu à obra de Freud uma estrutura filosófica, considerando o sujeito diante da complexidade do mundo, com noções de estádio do espelho e o eu ideal.[87] No behaviorismo, John B. Watson nos deixou um legado com as teorias de condicionamento e Skinner, por sua vez, empenhou-se nos estudos sobre a aprendizagem, principalmente sobre as influências dos estímulos e reforços do meio no comportamento.[88] Fritz Perls, neuropsiquiatra e criador da Gestalt, estudou as estruturas biológicas que usamos à medida que crescemos, pela percepção e sensação do movimento e pelos processos psicológicos envolvidos diante de um estímulo.[89] Não se prendia em estágios evolutivos, como muitos autores, mas na descoberta progressiva das capacidades do cérebro. Carl Roger, considerado humanista, contribuiu com a abordagem centrada na pessoa, que apresentou a tendência humana de auto atualização, privilegiando a experiência subjetiva da pessoa.[90] Jacob Levy Moreno, do psicodrama, trouxe o conceito de espontaneidade, criatividade, teoria dos papéis e a psicoterapia grupal para compreensão do ser humano.[91]

Segundo Papalia, o desenvolvimento humano evoluiu com o tempo e seu entendimento científico formal é recente. Iniciaram-se estudos sobre a

---

[83] FREUD, S. *Resumo das obras completas*, Rio de Janeiro: Atheneu, 1984. *Passim.*

[84] KLEIN, M. *Amor, culpa e reparação e outros trabalhos.* Rio de Janeiro: Imago, 1996. *Passim.*

[85] WINNICOTT, D. *O ambiente e os processos de maturação:* estudos sobrea teoria do desenvolvimento emocional. Porto Alegre: Artes Médicas, 1983. *Passim.*

[86] WALLON, H. *Do ato ao pensamento:* ensaio de psicologia comparada. Petrópolis: Vozes, 2008. *Passim.*

[87] LACAN, J. *O seminário, livro 11:* os quatro conceitos fundamentais da psicanálise. 2. ed. Rio de Janeiro: Zahar, 1985. *Passim.*

[88] MOREIRA, M. B.; MEDEIROS, C. A. *Princípios básicos de análise comportamental.* Porto Alegre: Artmed, 2007. *Passim.*

[89] PERLS, F. *Quatro palestras. In*: FAGAN, J.; SHEPHERD, I. L. *Gestalt-Terapia:* teorias, técnicas e ações. Rio de Janeiro: Zahar, 1980. *Passim.*

[90] ROGERS, C. *Tornar-se pessoa.* 4. ed. São Paulo: Martins Fontes, 2001. *Passim.*

[91] MORENO, J. L. *Psicodrama.* São Paulo: Cultrix 1984. *Passim.*

criança somente no século XIX.[92] A adolescência surgiu no século XX, com estudos do psicólogo Stanley Hall. Os estudos giram em torno de mudança quantitativa e qualitativa, assim como da estabilidade da personalidade e do comportamento, com influências da hereditariedade, da família, da etnia e da cultura. Hoje, os estudiosos da área reconhecem que o desenvolvimento do ser humano é complexo, ocorre durante a sua vida, com influências do seu contexto histórico e social e envolve um equilíbrio entre crescimento, declínio e capacidade de modificação do seu desempenho.

De acordo com Lievegoed, o filósofo Rudolf Steiner, criador da Antroposofia, afirmou que a vida é cíclica e é dividida em fases de sete anos: fase infantil, juvenil, adolescente, emotiva, racional, consciente, imaginativa, inspirativa e intuitiva.[93] Considero esse olhar importante, assim como o de Erik Erikson, que propõe a teoria psicossocial, envolvendo oito estágios do desenvolvimento humano,[94] que de algum modo permeio durante meus ensaios.

Na formação da criança e do adolescente, Jung não se ateve em estabelecer estágios, com idades cronológicas, como outros estudiosos, porém dizia que ambos recebem influência da psique dos pais. Identificou cinco grupos de perturbações psíquicas em crianças e voltou seu olhar para o adulto - os pais e os educadores - que trazem oculta dentro de si uma eterna criança, ainda em formação, permanentemente necessitando de atenção e de educação. Nesse sentido, ele chama a atenção para as atitudes dos pais que impõem aos filhos ambições que eles nunca realizaram:

> As pessoas quando educadas para enxergar claramente o lado sombrio de sua própria natureza aprendem ao mesmo tempo a compreender e amar seus semelhantes [...] pois somos facilmente levados a transferir para nossos semelhantes a falta de respeito e violência que praticamos contra nossa própria natureza.[95]

Da mesma forma, aponta para o relacionamento insatisfatório entre os pais como causa das perturbações psicogênicas da infância. Amplia questões sobre o antagonismo do adolescente de não ter uma verdadeira

---

[92] PAPALIA, D. E., OLDS, S. W.; FELDMAN, R. D. *Desenvolvimento humano.* 8. ed. Porto Alegre: Artmed, 2006. *Passim.*

[93] LIEVEGOED, B. *Fases da vida:* crises de desenvolvimento da individualidade. São Paulo: Antroposófica, 1994. *Passim.*

[94] ERIKSON, E. *O ciclo da vida completo.* Porto Alegre: Artes Médicas, 1998. *Passim.*

[95] JUNG, C. G. *Psicologia do inconsciente.* Petrópolis: Vozes, 2011. §. 28.

família ou o perigo de estar preso demais à família. Ao mesmo tempo, traz a problemática dos adultos que não querem envelhecer nem renunciar à autoridade e ao poder dos pais, impedindo que os filhos assumam responsabilidade individual e conduzam suas vidas com independência. Ainda sugere que o bom exemplo é o melhor método de ensino. Segundo Jung, a natureza humana é movida por acontecimentos internos e externos: "Sem haver necessidade, nada muda e menos ainda a personalidade humana".[96] A maioria dos distúrbios neuróticos dos adultos estão relacionados ao querer prolongar a psicologia da fase juvenil, entrando despreparados na segunda metade da vida. Sobre a velhice, ele afirma: "É melhor seguir em frente acompanhando o curso do tempo do que marchar para trás e contra o tempo".[97] Jung considerou que o início da infância e a extrema velhice têm algo em comum: o estado inconsciente de si mesmo se estende pelos dois ou três primeiros anos de vida e retorna em pessoas bem idosas, questões que tento ampliar no decorrer do livro.

Nesse sentido, Michael Fordham, conhecedor da teoria de Melanie Klein e de Carl G. Jung, colaborou com estudos sobre crianças que apontam para a importância dos pais diante do desenvolvimento infantil e também aprofundou aspectos da transferência e contratransferência na análise.[98] Erich Neumann, o discípulo mais brilhante de Jung, contribuiu com a história da origem da consciência e estudos sobre os arquétipos.[99] Ele considerou que o indivíduo passa pelos mesmos estágios arquetípicos de desenvolvimento que marcaram a espécie humana.

São inúmeras as teorias e os campos específicos que envolvem o entendimento do desenvolvimento humano. Na dimensão corpo, a sexualidade ocupa um espaço importante e é vista sob os critérios biológico, sociocultural, psicológico e espiritual, podendo envolver disfunções, desvios e inadequações. São aspectos que comparecem no consultório e me motivaram a ampliar meus conhecimentos, em forma de curso específico na terapia sexual. De forma similar, diferentes autores estudam a dimensão social. Nesse sentido, compartilho de uma experiência marcante durante minha formação em Psicologia, em que vivenciei a pesquisa qualitativa e

---

[96] *Idem. O desenvolvimento da personalidade.* Petrópolis: Vozes, 2013. § 293.

[97] *Idem. A natureza da psique.* Petrópolis: Vozes, 2013. § 792.

[98] FORDHAM, M. *A criança como indivíduo.* São Paulo: Cultrix, 2006. *Passim.*

[99] NEUMANN, E. *A criança:* estrutura e dinâmica da personalidade em desenvolvimento. São Paulo: Cultrix, 1995. *Passim.*

subjetividade, segundo Fernando González Rey,[100] com a minha monografia "Projetos e renúncias sociais nas mulheres: discurso dominante de gênero". Posteriormente, na especialização em Psicossomática, ampliei a temática, inserindo a teoria junguiana e a monografia resultou em "Teoria dos complexos e a psicossomática - a mulher e a multiplicidade de papéis". Anos de estudo favoreceram maior compreensão e ressignificação de conteúdos voltados ao mundo feminino.

Assim como no segundo capítulo, trago aqui alguns ensaios meus, que contemplam o desenvolvimento humano e envolvem a teoria analítica junguiana. Neles amplio questões relacionadas às diferentes fases: criança, adolescente, adulto jovem, meia-idade e idoso. Em "Educar crianças: desafio que envolve diferentes olhares", discorro sobre os aspectos relacionados a limites, amor e reconhecimento, transgeracionalidade, enantiodromia, comunicação assertiva, influência da família, escola e tecnologia, transtornos psíquicos, pressupostos pedagógicos, singularidade e diversidade. Em "Adolescência: percurso entre a criança amada e o adulto reconhecido", abordo questões das mudanças físicas e emocionais, auto afirmação, conflitos familiares, personalidade dos pais, relações virtuais, sexualidade, vazio existencial, frustrações, suicídios, arquétipos anima e animus, comunicação assertiva, amor e reconhecimento.

Ao contemplar "O jovem adulto: reflexões sobre o vazio existencial e a plenitude da vida", amplio temas relacionados a inconsciente pessoal e coletivo, transcendência, ego e self, distúrbios neuróticos, sofrimento psíquico atrelado ao ter, trabalho, relacionamentos, metanoia, polaridade razão e sentimento. Ao falar da mulher e do feminino, em "A evolução da mulher e do feminino: conexão do tempo khronos com kairós", amplifico sobre complexo, animus, tempo de khronos e de kairós, patriarcado, multiplicidade de papéis, processo de adoecimento, sexualidade, maternagem, simbologia dos transtornos e saber do coração.

De forma idêntica, ao dar continuidade às temáticas voltadas ao desenvolvimento humano, apresento um olhar sobre "O masculino e a integração criativa dos arquétipos" e amplio sobre complexo, anima e animus, mitologia, arquétipos, ego e self, inconsciente coletivo, crises de transição, ritos de passagem, paradoxo excesso e falta e jornada da alma. Também expando sobre "Os relacionamentos afetivos e sexualidade: expressão e contenção do amor",

---

[100] GONZÁLEZ REY, F. *Pesquisa qualitativa e subjetividade*: os processos de construção da informação. São Paulo: Pioneira Thomson Learning, 2005. *Passim.*

estendendo visões sobre transgeracionalidade, diversidade, libido, sonhos, complexidade, diferentes critérios de sexualidade, amor Eros, Ágape e Philos, conjugalidade, crises, psicoterapia de casal, espírito da época e das profundezas. Em "Metanoia e meia-idade: mergulho nas profundezas da alma e no poder de renovação", desenvolvo assuntos voltados ao processo de individuação, personas e sombras, crise de transição, morte e renascimento, khronos e kairós, profundezas da alma, andropausa, climatério, mitologia, enantiodromia, si-mesmo e self.

No ensaio "Envelhecimento: vida em transcendência", faço uma analogia com o sol, alargo pontos sobre inconsciente, self, transcendência, numinoso, imago Dei, alterações fisiológicas e emocionais, totalidade da personalidade, tempo de kairós, processo de envelhecimento e o sistema psiconeuroendocrinoimunológico, problemas crônicos, patologia e aspectos saudáveis, arquétipo do velho sábio, vida cíclica, perdas e ganhos. Por último, em "Vida, morte e luto: finitude e completude que se entrelaçam", alargo discussões sobre tanatologia, finitude, encontro do ego com o self, alquimia, mitologia, espiritualidade, vida, morte, luto, cuidados paliativos, cito alguns filmes e encerro com a sabedoria de epitáfio.

As etapas da vida humana são complexas. Ao mesmo tempo que fazemos parte do todo, somos seres únicos, complexos e integrais.

3.1.1 Educar crianças: um desafio que envolve diferentes olhares

Pais, professores, psicólogos e tantos outros profissionais, desafiados a serem competentes, envolvem-se na mesma questão: como educar? Não existe uma receita pronta que possa gerar resultados eficientes em todas as realidades. O ser humano é complexo e, na perspectiva junguiana, somos seres humanos únicos, integrais e compreendidos pelas dimensões física, emocional, mental, espiritual e social.

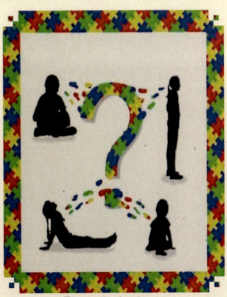

Figura 6 - A criança.
Fonte: a autora.

Em outras palavras, o que funciona bem com um indivíduo pode não ter eficácia com outro e também envolve outra questão importante, a de educar o educador. Segundo Jung, "todo nosso problema educacional tem orientação falha: vê apenas a criança que deve ser educada, e deixa de considerar a carência de educação no educador adulto".[101] Com isso, Jung nos deixou a possibilidade de refletirmos sobre o adulto que traz dentro de si uma criança oculta, que precisa de cuidado permanente. A família e a escola podem contribuir para a formação emocional dos indivíduos!

Precisamos de espaços que educam e ambientes acolhedores que incentivem o desenvolvimento de todas as dimensões, que permitam a promoção do autoconhecimento, da escuta ativa, do incentivo ao espírito de descoberta, de escolhas responsáveis, de cidadania, de consciência ambiental e social, entre outros. E para ser protagonista a criança precisa ser valorizada e incentivada a expressar pensamentos, sentimentos e necessidades. Assim sendo, poderá participar dos diferentes contextos de forma ativa e não apenas seguir regras prontas. O grande dilema é como fazer para que isso aconteça.

Desde cedo participei de estudos e vivências que possibilitaram maior compreensão dos aspectos relacionados ao educar crianças. Há muitos anos atuei na Educação Infantil e, como professora, tendo exercido diferentes funções na área da Educação, percebi ao longo dos anos as mudanças significativas que ocorreram na sociedade, resultando em mudanças de padrões, comportamentos e atitudes, nas famílias e nas escolas, primeiras classes sociais que a criança faz parte. Da mesma forma, participei ativamente da educação dos meus filhos e aprofundei meus estudos no campo da Psicologia, caminhada longa, com acertos e erros, que me permitem fazer algumas reflexões.

Percebo que um dos problemas na educação das crianças gira em torno de dois polos opostos: ausência ou excesso de proteção, que na psicologia analítica junguiana podemos denominar de processo de enantiodromia. Para tanto, é necessário buscar saídas criativas e estabelecer a harmonia entre os dois polos, pois a ausência pode gerar a sensação de abandono. Em contrapartida, excesso de proteção pode gerar insegurança. Duas emoções que podem gerar conflitos internos e quando mobilizadas e vivenciadas com intensidade resultam em doenças nas diferentes dimensões, sendo muito comum serem diagnosticadas e medicadas como TDAH (Transtorno

---

[101] JUNG, C. G. *O desenvolvimento da personalidade*. Petrópolis: Vozes, 2013. § 284.

de Déficit de Atenção e Hiperatividade), o TOD (Transtorno Opositivo Desafiador) e outros quadros descritos no DSM-5.[102]

Os remédios estão cada vez mais presentes na vida das crianças, algumas vezes necessários, mas, em outras, aparecem no contexto como forma de amenizar sintomas, que muitas vezes se confundem com a ausência de limites e de compensações. No consultório é comum ouvir as queixas dos pais e lidar com as demandas que envolvem o medo de errar e não saber lidar com as diferentes situações na educação dos filhos. E a pergunta clássica que aparece é: onde foi que errei? Culpas, medos, dificuldades...

Para ampliar essa discussão, podemos citar Jung, que, em 1931, fez comentários sobre as consequências patogênicas da vida não vivida dos pais sobre seus filhos:

> Via de regra, o fator que atua psiquicamente de um modo mais intenso sobre a criança é a vida que os pais não viveram. Essa afirmação poderia parecer algo sumária e superficial, sem a seguinte restrição: esta parte da vida a que nos referimos seria aquela que os pais poderiam ter vivido.[103]

Percebe-se que no dia a dia muitos pais são permissivos, algumas vezes em excesso, por não quererem que os filhos passem pelas mesmas situações e dificuldades que viveram na infância e também para que eles tenham melhores oportunidades de realizarem seus sonhos. As intenções são as melhores possíveis, porém nem sempre assertivas, pois, como já mencionei, o excesso e a falta podem causar problemas.

Na psicologia, muitos autores descrevem as etapas que envolvem o desenvolvimento do ser humano. Jung considerou isso uma tarefa por demais exigente, que envolve a vida psíquica desde o berço até a sepultura, razão pela qual preferiu se ater apenas a certos problemas. Tal complexidade é geradora de conflitos, como podemos perceber em sua fala: "A personalidade já existe em germe na criança, mas só se desenvolverá aos poucos por meio da vida e no decurso da vida. Sem determinação, inteireza e maturidade não há personalidade."[104]

Por um lado, temos consciência de que a criança precisa vivenciar limites. Em contrapartida, contribuir para formar limites é um dilema. Envolve dizer sim e não. E qual é a medida? Envolve também o cansaço,

---

[102] DSM-5. *Manual diagnóstico e estatístico de transtornos mentais*. 5. ed. Porto Alegre: Artmed, 2014. *Passim*.

[103] JUNG, C. G. *O desenvolvimento da personalidade*. Petrópolis: Vozes. 2013. § 87.

[104] *Ibidem*. §288.

o medo de errar, o medo de perder o amor da criança e formas de compensar a ausência. No consultório deparamo-nos com exemplos típicos de queixas que envolvem cansaço. Muito comuns também são os casos de filhos que dormem na mesma cama dos pais desde bebês. Apesar de controvérsias sobre esse aspecto, é necessário lembrar que o casal existiu antes do filho e que um espaço seguro para o filho descansar contribuirá para o desenvolvimento da sua autonomia.

Conflitos internos se transformam em práticas permissivas, que podem resultar em indivíduos sem limites, com dificuldades de interagirem com os demais. Nesse sentido, dizer não é tão importante quanto dizer sim nas ocasiões e na medida certa. Uma regra básica é priorizar qualidade de convivência. Estar inteiro com o filho em pouco tempo de convivência é mais precioso que estar com ele o dia inteiro e não lhe dar a devida atenção. Vindo ao encontro, trago uma mensagem postada em rede social eletrônica sobre a modernidade, despertando-me uma reflexão, que em resumo dizia: pagamos caro para os outros cuidarem dos nossos filhos e cada vez mais passeamos com nossos cachorros. Não se trata de crítica aos cuidados com os animais, que também merecem nossa atenção, carinho e respeito. Trata-se de refletirmos sobre a terceirização dos cuidados a quem geramos ou escolhemos educar, talvez pela insegurança, falta de paciência e medo de errar.

Pertencer a uma família envolve práticas que compreendem direitos e deveres. Muitas vezes privamos nossos filhos de uma participação ativa e dinâmica desde cedo, com pequenos afazeres domésticos, graduados de acordo com a idade, que fazem parte do crescimento e envolvem o despertar do sentimento de pertencimento e de responsabilidade. É importante estabelecer combinados e fazer a criança compreender para que precisam ser cumpridos e lembrar que ela aprende mais com exemplos do que com palavras. São práticas que se aprendem na família e que se ampliam na escola. A escola por sua vez contribui para expandir o mundo social da criança, promovendo o conhecimento e o desenvolvimento de habilidades. Nesse contexto, algumas vezes aparecem conflitos na resolução de problemas: os pais culpam a escola, e a escola culpa os pais. O que fazer? Novamente estamos diante de dois polos opostos. A melhor opção é a família e a escola falarem a mesma linguagem. Tirar a autoridade de uma das instituições é a possibilidade de gerar insegurança na criança.

Tanto no meio familiar quanto no ambiente da escola é necessário desenvolver o ser humano para lidar com as frustrações, que fazem parte da vida e são importantes para a saúde psíquica. Ajudar o indivíduo a lidar com pequenas frustrações o prepara para lidar com as maiores que surgirão vida afora. Hoje cada vez mais estamos inseridos num mundo individualista, com estilos predominantes e, quando ocorrem cisões, os sintomas aparecem em forma de doenças e são medicadas. Muitas vezes não percebemos o sintoma como oportunidade de ressignificar padrões que nos adoecem. Da mesma forma, o saber esperar, tão importante na estruturação do ser humano, perde-se no imediatismo estimulado pela nossa sociedade. Pessoas e coisas são cada vez mais descartáveis!

Outra forma de contribuir significativamente para a formação integral da criança é proporcionar a ela vivências de comunicação assertiva. O diálogo, que é a forma ideal de resolução de muitos conflitos, envolve vários aspectos. Para que ele ocorra com assertividade é necessário que se escolha um ambiente adequado, que se reconheça e valorize primeiro os aspectos positivos da criança, que se efetive olhando em seus olhos, com uso de voz moderada, com o objetivo de encontrar saídas criativas para os padrões extremos. Isso é respeito e amor!

Deparamo-nos com as mudanças de estilos e de valores cada vez mais acelerados, incentivados pela mídia e diferentes meios virtuais. Vivências reais são substituídas por relações virtuais. É comum observarmos crianças de todas as idades manuseando celulares. É a forma que alguns pais encontram para ocuparem seus filhos, por acreditarem que mentes ocupadas e fascinadas com aparelhos eletrônicos não dão trabalho. Dar um celular é mais fácil que proporcionar a vivência de limites! Como consequência, crianças com mentes cada vez mais aceleradas, com dificuldade de concentrar atenção no cotidiano e em relacionamentos reais. Vale lembrar que no mundo da tecnologia utilizam-se todas as técnicas avançadas para despertar e prender a atenção do indivíduo, mas não podemos esquecer que a medida do seu uso somos nós que escolhemos.

A tecnologia surgiu e tomou uma grande dimensão em nossas vidas. Tem seu lado importante, útil e necessário, porém não pode tomar todo o espaço das relações reais, principalmente dos valores que são passados no espaço sagrado da família, independentemente da forma como esse espaço é constituído. As consequências se refletem nas escolas. Como essas mesmas crianças terão estímulos para as aulas expositivas? É necessário lembrar que grande parte das escolas não está equipada com aparelhos de tecnologia atualizados e muitos professores não têm a formação específica para trabalhar com o mundo digital. Não podemos entrar num processo de enantiodromia, ficarmos presos no polo oposto e afirmar que a tecnologia é a grande culpada de não darmos conta da educação das crianças. A saída criativa é o limite para encontrar a harmonia: nem ausência, nem excesso. E além do mais, dar orientações para seu uso adequado.

Ao caminharmos na história, e entrando um pouco mais no contexto escolar, verificamos que os direitos da criança foram assegurados na Constituição de 1988,[105] no Estatuto da Criança e do Adolescente[106] e no Marco Legal 13.257, de 2016, específico para crianças de 0-6 anos, assegurando o cuidado integral, um olhar holístico e coletivo, sugerindo o envolvimento de diferentes abordagens e áreas.[107] De forma similar, em 1998, surgiu o Referencial Curricular Nacional, com um novo olhar para a educação: guia de reflexão de cunho educacional sobre objetivos, conteúdos e orientações didáticas para os profissionais da área, respeitando estilos pedagógicos e a diversidade cultural brasileira.[108] Foi um marco que produziu a possibilidade de cada Estado e o Distrito Federal organizarem seus currículos, favorecendo o desenvolvimento das capacidades física, afetiva, cognitiva, ética, estética, de relação interpessoal e inserção social, com orientações para entender a instituição familiar com diferentes modelos em mutação, sujeita a determinações culturais e históricas.[109]

Na mesma época, surgiu o Relatório da Unesco, em que Jacques Delors contribuiu significativamente com os Quatro Pilares da Educação, que, a meu ver, envolvem a base da estruturação da educação das crianças: aprender a aprender, aprender a fazer, aprender a ser e aprender a conviver.[110] Aprender a aprender para se beneficiar das oportunidades oferecidas; aprender a fazer para estar apto a enfrentar situações de mudança e agir sobre o meio; aprender a ser para desenvolver a personalidade e responsabilidade pessoal, e aprender a viver junto para desenvolver a compreensão do outro e a percepção da interdependência. Ao mesmo tempo, podemos estabelecer

---

[105] BRASIL. *Constituição da República Federativa do Brasil*, de 15 de novembro de 1988. Brasília: Palácio do Planalto, Presidência da República. *Passim.*

[106] BRASIL. *Estatuto da Criança e do Adolescente*. Lei 8.069/90. São Paulo, Atlas, 1991. *Passim*

[107] BRASIL, *Estatuto da Primeira Infância*. Lei n. 13.257, de 8 de março de 2016. *Passim.*

[108] MEC/SEF. *Referencial Curricular Nacional para a Educação Infantil*/Ministério da Educação e do Desporto, Secretaria de Educação Fundamental. Brasília, 1998. *Passim.*

[109] DISTRITO FEDERAL. *Currículo em Movimento da Educação Básica: Educação Infantil*. 2. ed. Brasília: SEEDF, 2018.

[110] DELORS, J. (org.). *Educação um tesouro a descobrir* – Relatório para a Unesco da Comissão Internacional sobre Educação para o Século XXI. 7. ed. São Paulo: Cortez, 2012. *Passim.*

uma conexão simbólica entre os quatro pilares e as funções psicológicas de Jung: pensamento, sensação, intuição e sentimento.

Hoje as propostas curriculares centram-se nos eixos cuidar, educar, brincar e interagir, que se complementam, permeados pelos eixos transversais diversidade, cidadania, sustentabilidade e educação em direitos humanos. São propostas que incluem a singularidade e a diversidade, ao mesmo tempo envolvem um conjunto de olhares. Para tanto, não existem receitas prontas, mas podemos ampliar a compreensão citando a metáfora da montagem de um quebra-cabeça, atividade que as crianças muito apreciam: para formar o todo é necessário utilizar e encaixar todas as peças (Figura 6). Cada peça representa simbolicamente o olhar das diferentes áreas que, ao serem unidas, alcançam de modo eficaz o resultado almejado.

Para finalizar, vale lembrar que as necessidades emocionais básicas do ser humano, desde que é gerado e até a sua morte, são o amor e o reconhecimento, que podem ser expressos pelo acolhimento, pela escuta, por olhares e ações diferenciadas e de diversas áreas para o alcance de uma educação integral da criança, consolidada na educação emocional. O limite harmonioso se estabelece na expressão do amor e do reconhecimento!

3.1.2 Adolescência: percurso entre a criança amada e o adulto reconhecido

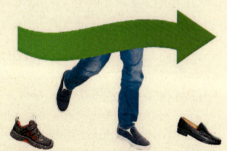

Figura 7 - Adolescência.
Fonte: a autora.

Vivemos em uma sociedade que passa por constantes mudanças. Pessoas e coisas são cada vez mais descartáveis, aspectos que se refletem nas vivências, provocando mudanças de comportamentos. Pais, psicoterapeutas, educadores e todos os envolvidos nas áreas voltadas ao ser humano ficam perplexos diante do aumento dos índices de suicídio, do uso de entorpecentes, das doenças psicossomáticas e da ingestão de remédios pelos adolescentes. Surgem questões importantes: o que leva um indivíduo a se drogar para viver? para que tirar a vida? será um vazio existencial que precisa ser preenchido? ou quem sabe a ilusão de acabar com o sofrimento? Não basta justificarmos com os porquês, precisamos ir além e compreendermos o sentido dessa triste realidade. Com esse olhar, convido-os a ampliarmos algumas questões, que envolvem o período cíclico da vida denominado adolescência (Figura 7).

A palavra adolescência vem do latim *adolescere*, que significa crescer. A definição varia conforme a cultura em que se vive. Historicamente, o termo adolescência é recente. Ariès trouxe-nos esta constatação: "Só se saía da infância ao se sair da dependência".[111] Assim, era considerado adulto quem não dependia mais dos seus pais. Da mesma forma, Papalia, Olds e Feldman, descrevem essa dinâmica e afirmam que no séc. XX as crianças ocidentais entraram no mundo adulto quando amadureciam fisicamente ou quando definiam a sua vocação.[112] Geralmente saíam de casa cedo, optando pelo casamento e gerando filhos. Hoje a puberdade começa mais cedo e a escolha da profissão tende a ocorrer mais tarde.

Em termos gerais, existe a concordância que a adolescência é a fase que marca a transição entre a infância e a vida adulta, que envolve grandes mudanças físicas, cognitivas e psicossociais e dura em torno de 10 anos, iniciando depois dos 10 anos e terminando em torno dos 20 anos. Na fase inicial, ocorrem várias alterações físicas. Durante o período, continuam ocorrendo as mudanças físicas, acompanhadas de mudanças interiores, que envolvem a aversão ao controle dos pais e a entrada com maior importância dos amigos, resultando em muitos conflitos familiares. Para alguns, são os anos mais difíceis. Na fase final, ocorre a crise da identidade, com o planejamento da vida e a inclusão de maior responsabilidade, culpabilidade definida por lei. Ou seja, a partir desse momento o indivíduo responde legalmente por seus atos. Para Jung a personalidade do ser humano é desenvolvida aos poucos: "A personalidade já existe em germe na criança, mas só se desenvolverá aos poucos por meio da vida e no decurso da vida. Sem determinação, inteireza e maturidade não há personalidade."[113] Legião Urbana, com a música "Tempo perdido", amplia a realidade que permeia os adolescentes. Por um lado, tudo muito intenso e rápido, em contrapartida, a sensação de que eles têm todo o tempo do mundo: "Mas tenho muito tempo, temos todo o tempo do mundo [...] Somos tão jovens".[114]

Entre tantas características que marcam a adolescência, podemos citar as mudanças hormonais e glandulares, que influenciam no crescimento do

---

[111] ARIÈS, P. *História social da criança e da família*. 2. ed. Rio de Janeiro: Zahar, 1981. p. 42.

[112] PAPALIA, D. E.; OLDS, S.W.; FELDMAN, R.D. *Desenvolvimento humano*. 8. ed. Porto Alegre: Artmed, 2006. *Passim*.

[113] JUNG, C. G. *O desenvolvimento da personalidade*. Petrópolis: Vozes, 2013, § 288.

[114] LEGIÃO URBANA. *Tempo perdido*. Dois. EMI Odeon, 1986.

corpo, e as alterações emocionais, que aparecem em forma de raiva, mágoa, tristeza, perda e medo. Nessa fase eles se preocupam com a aparência, pensam de forma abstrata, fazem generalizações, descobrem novas realidades, tornam-se imediatistas e imprevisíveis. É um período em que os amigos tomam grande espaço, participam de grupos e tribos. Questionamentos sobre a vida aparecem e as principais inquietações giram em torno da identidade, testando o mundo e expondo-se a riscos. Para Jung, a adolescência é marcada por transformações: "O nascimento psíquico e, com ele, a diferenciação consciente em relação aos pais só ocorrem na puberdade, com a irrupção da sexualidade. A mudança fisiológica é acompanhada também de uma revolução espiritual."[115]

Nesse sentido, cito mais uma vez a Legião Urbana, que retrata muito bem questões voltadas ao período, com a música "Pais e filhos", ouvida e cantada por muitos de nós:

> Sou uma gota d'água. Sou um grão de areia. Você me diz que seus pais não lhe entendem. Mas você não entende seus pais. Você culpa seus pais por tudo. E isso é absurdo. São crianças como você. O que você vai ser quando crescer?[116]

A Constituição Brasileira, no artigo 227, assegura a proteção integral à criança e ao adolescente.[117] Igualmente, o Estatuto da Criança e do Adolescente é um importante instrumento de defesa dos direitos e deveres de crianças e adolescentes, que estão vivendo um período de intenso desenvolvimento físico, psicológico, moral e social.[118] Sabemos que muitos órgãos públicos e privados se envolvem com seriedade para garantir esses direitos e deveres, porém em termos gerais ainda existe muito a fazer.

Nos consultórios de psicoterapia aparecem diferentes sintomas para serem ressignificados. Um deles é a ausência e/ou a omissão dos pais, muitas vezes compensadas com presentes e outras facilidades. De forma similar, algumas escolas particulares, com alto nível de exigência teórica e pouco olhar para outras dimensões, contribuem para a formação de sintomas. Os adolescentes se sentem desestimulados e incapazes, o que afeta a autoestima e abre espaço para doenças psicossomáticas. Para alguns, escolher uma profissão no final do Ensino Médio é angustiante, assim como passarem no vestibular, perceberem que fizeram uma escolha errada e abandonarem o curso em seguida.

---

[115] JUNG, C. G. *A natureza da psique*. Petrópolis: Vozes, 2013, § 756.

[116] LEGIÃO URBANA. *Pais e filhos*. As quatro estações. EMI Odeon, 1989.

[117] BRASIL. *Constituição da República Federativa do Brasil*, de 15 de novembro de 1988. Artigo 227. Brasília, DF: Palácio do Planalto, Presidência da República.

[118] BRASIL. *Estatuto da Criança e do Adolescente*. ECA. Lei 8.069/90. São Paulo, Atlas, 1991. *Passim*.

Deparamo-nos com realidades preocupantes e cada vez mais presentes: adolescentes que tiram suas vidas diante de frustrações. Como não vivenciaram as pequenas frustrações, sentem-se incapazes de lidar com as dores da alma e escolhem morrer. Hillman, em seu livro *Suicídio e alma*, auxilia-nos na compreensão da vida e da morte.[119] De fato, diante da possibilidade de suicídio, precisam morrer muitas coisas para o ser humano não se matar. Renato Russo expressou essa realidade com sua voz encantadora: "Estátuas e cofres. E paredes pintadas. Ninguém sabe o que aconteceu. Ela se jogou da janela do quinto andar. Nada é fácil de entender".[120]

As relações tornaram-se virtuais e a liquidez dos relacionamentos modernos tornaram as pessoas e os objetos descartáveis, realidade que pode ser comparada com a crise de identidade dos adolescentes na busca de um caminho para trilhar com segurança. Lipovetsky afirma que a sociedade de consumo foi construída sobre as aparências, com o uso desenfreado de bens não duráveis.[121] De forma idêntica, Bauman nos mostra que a liquidez dos relacionamentos modernos envolve as relações virtuais, que aparentam facilidade e transparência, em detrimento da autenticidade que parece pesada e lenta demais.[122] Para buscar respostas diante das incertezas da vida, podemos digitar uma palavra no Google e aparecem várias possibilidades. As informações disponíveis na internet nem sempre são aplicáveis na vida prática e geralmente causam mais inquietações diante da padronização estabelecida. A angústia continua porque o mundo virtual não conhece nosso campo relacional, não percebe as expressões do nosso corpo que retratam um mal estar na alma e não consegue promover o que mais precisamos: alguém que, de uma forma diferenciada, estabeleça conosco um vínculo de confiança, que nos ouça e que nos dê uma oportunidade de dar voz ao que sentimos. Escutar e dar voz, papel que o psicoterapeuta promove com sabedoria!

Questões que envolvem a sexualidade também fazem parte das demandas nos consultórios. A iniciação da vida sexual, movida por ansiedade e preocupações, exige esclarecimentos e orientações sobre a existência ou não de disfunções. Troca constante de parceiros, experimentação do prazer com meninos e meninas em busca da resposta para a identificação

---

[119] HILLMAN, J. *Suicídio e alma*. Petrópolis: Vozes, 1993. *Passim.*

[120] LEGIÃO URBANA. *Pais e filhos*. As quatro estações. EMI Odeon, 1989.

[121] LIPOVETSKY, G. *O império do efêmero*: a moda e seu destino nas sociedades modernas. São Paulo: Companhia de Letras, 2005. *Passim.*

[122] BAUMAN, Z. *Amor líquido*: sobre a fragilidade dos laços humanos. Rio de Janeiro: Zahar, 2004. *Passim.*

sexual também aparecem como demandas. Além disso, depressão, suicídio, ansiedade, distúrbios alimentares e drogas, símbolos de beleza, insatisfação com o físico, anorexia e bulimia nervosas, uso de objetos cortantes e bebidas alcóolicas, mundo virtual substituindo relações reais. É o adolescente gritando por ajuda, tão bem interpretado pela Legião Urbana: "Quero colo, vou fugir de casa [...]. Só vou voltar depois das três".[123]

No decorrer dos anos, diferentes autores de diferentes áreas se empenharam nos estudos sobre a adolescência. Edinger contribuiu com os conceitos psicológicos de Jung que nos permitem entender o adolescente, principalmente na sua diferenciação em relação aos pais, momento em que os arquétipos do pai e da mãe perdem a predominância.[124] Assim, ocorre a entrada do herói na interação com o grupo do mesmo sexo, buscando uma identidade própria. Da mesma forma, os arquétipos da anima na psique do menino e do animus na menina possibilitam o relacionamento e a atração pelo sexo oposto ou igual ao da identificação sexual do ego.

Para maior compreensão, Erik Erikson propõe a Teoria Psicossocial, que envolve oito estágios do desenvolvimento humano, descrevendo a fase dos 12 aos 18 anos como de identidade x confusão.[125] De acordo com Aberastury e Knobel, algumas características são comuns nos adolescentes. Entre elas, a busca de si mesmo e da identidade, a tendência grupal, a necessidade de intelectualizar e fantasiar, as crises religiosas, a vivência do tempo, a sexualidade, a atitude social reivindicatória, as condutas contraditórias, a separação progressiva dos pais e as constantes flutuações do humor.[126] Tânia Zagury, educadora e filósofa, contribui com algumas reflexões.[127] Para ela, o maior perigo para um jovem não são as drogas: é não crer no futuro e na sociedade em que vive. A falta de esperança pode levar à depressão, ao individualismo, ao consumismo, ao suicídio, à marginalidade e às drogas. Nesse processo, é fundamental a integridade dos adultos, atitudes coerentes com seus discursos, que servem de exemplos para eles, que poderão fazer algumas bobagens, mas nada que fira a ética e os valores que aprenderam. Mais importante que satisfazer desejos é ensinar princípios éticos. Adolescentes querem amor, aceitação e respeito. Querem ser ouvidos, protegidos e valorizados!

---

[123] LEGIÃO URBANA. *Pais e filhos.* As quatro estações. EMI Odeon, 1989.

[124] EDINGER, E. *Ego e arquétipo*: uma síntese fascinante de conceitos psicológicos fundamentais de Jung. São Paulo: Cultrix, 1972. *Passim.*

[125] ERIKSON, E. H. *O ciclo da vida completo.* Porto Alegre: Artes Médicas, 1998. *Passim.*

[126] ABERASTURY, A; KNOBEL, M. *Adolescência normal*: um enfoque psicanalítico. 3. ed. Porto Alegre: Artes Médicas, 1983. *Passim.*

[127] ZAGURY, T. *O direito dos pais.*: construindo cidadãos em tempos de crise. 6. ed. Rio de Janeiro: Record, 2004. p. 45.

Segundo Calligares, nossa sociedade incentiva a cultura da autonomia e da independência. É transmitida a ambição de não repetir a vida dos que o geraram, mas de se destacar, porém precisa seguir as regras sociais e não provocar a violência e a desordem. Sair da adolescência significa ser um adulto desejável e invejável, reconhecido pelas relações amorosas/sexuais e o poder, no campo produtivo, financeiro e social. Por outro lado, surgem indagações: "Por que se tornar adulto se os adultos querem virar adolescentes? [...] O dever dos jovens é envelhecer. Suma sabedoria. Mas, o que acontece quando a aspiração dos adultos é manifestamente a de rejuvenescer?"[128]

Jung, por sua vez, contribui significativamente e nos alerta sobre aspectos importantes na formação da personalidade:

> Os filhos são estimulados para aquelas realizações que os pais jamais conseguiram; a eles são impostas as ambições que os pais nunca realizaram. Tais métodos e ideais produzem monstruosidades na educação [...]. Ninguém pode educar para personalidade se não tiver personalidade.[129]

Alguns estudiosos se arriscam, sugerindo alternativas em relação ao que pode auxiliar na educação dos adolescentes. Entre as sugestões apontadas aparece o pertencimento aos grupos de esporte, de música ou religiosos, mas o essencial é que eles se sintam importantes e saibam que são bons em alguma coisa. A família, independentemente de como é constituída, tem um papel fundamental, envolvendo-os para realizarem juntos algumas coisas, como passeios, viagens, refeições, entre outros. Vale lembrar que o diálogo envolvendo uma comunicação assertiva é uma das melhores opções para resolução de conflitos.

Diante de tantos problemas, a saída criativa é olhar para a angústia, simbolicamente conversar com ela, perceber qual aspecto da vida está gritando por mudanças e permitir que elas ocorram. Olhar para as dores e não as encarar como fim, mas percebê-las como oportunidades, como portas que se abrem para novos sentidos e significados. Entorpecentes e remédios muitas vezes têm a função de bengalas, que auxiliam a caminhada, suavizam dores psíquicas, porém não promovem a cura da alma. Mais uma vez trago a contribuição de Jung, que traduz com sabedoria as reflexões sobre a adolescência: "Somente o outono revela o que a primavera produziu, e somente

---

[128] CALLIGARES, C. *A adolescência*. São Paulo: Publifolha, 2000. p. 74.

[129] JUNG, C. G. *O desenvolvimento da personalidade*. Petrópolis: Vozes, 2013. § 288 e § 289.

a tarde manifesta o que a manhã iniciou".[130] E complementa: "somente será possível que alguém se decida por seu próprio caminho, se esse caminho for considerado o melhor".[131] E a caminhada não precisa ser dolorida.

Culmino minhas ampliações com um trecho da música "Pais e filhos", cantada por Renato Russo, que permite compreendermos o amor como essência na adolescência e em todas as fases da vida: "É preciso amar as pessoas. Como se não houvesse amanhã. Porque se você parar pra pensar. Na verdade, não há".[132]

3.1.3 O jovem adulto: reflexões sobre o vazio existencial e a plenitude da vida

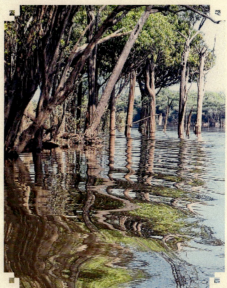

Fotografia 8 - Vazio e plenitude.
Fonte: a autora.

O mundo do jovem adulto, em torno dos 20 aos 40 anos, é marcado por um período em que somos conduzidos para fora, buscando a plenitude das nossas potencialidades, no alcance da realização pessoal, processo que envolve coragem, determinação e escolhas. Geralmente deixamos a casa dos pais, assumimos o primeiro emprego, casamos ou estabelecemos outros relacionamentos importantes, temos filhos, acompanhamos o desenvolvimento deles, movidos por ideais que simbolicamente nos fazem lembrar das palavras do poeta Mário Quintana: "Se as coisas são inatingíveis... ora! Não é motivo para não as querer... Que tristes os caminhos, se não fora a presença distante das estrelas!"[133]

Nessa fase vivemos em busca de grandes metas - sucesso, saúde e felicidade - que são incentivadas pela nossa sociedade e reforçadas especialmente

---

[130] *Ibidem*, § 290.
[131] *Ibidem*, §296.
[132] LEGIÃO URBANA. *Pais e filhos*. As quatro estações. EMI Odeon, 1989.
[133] QUINTANA, M. *Espelho Mágico*. Das Utopias. Porto Alegre: Globo, 1951. *Passim*.

pela mídia. A preocupação maior envolve o ter (cargos, bens materiais, relação estável), alimentando o nosso ego. Ao mesmo tempo, trazemos dentro de nós uma carga genética física e emocional, com marcas e vivências de várias gerações, que nos permitem um olhar para a nossa singularidade. Nesse sentido, Hillman traz a reflexão: "Cada pessoa possui dentro de si uma singularidade que pede para ser vivida e que já está presente antes mesmo de ser vivida".[134] Em outras palavras, é a presença do inconsciente pessoal e coletivo, ao mesmo tempo um convite para o *ser*, um incentivo para a caminhada rumo ao self.

Surgem questões importantes: como conciliar a vivência da liberdade, da independência financcira, das relações afetivas duradouras, nesse mundo acelerado e descartável? Possibilidades nem sempre presentes, que podem gerar mal-estar, sensação de desamparo, incompletude e desmotivação, traduzidas em vazio existencial, são descritas por Sigmund Freud em *O mal-estar na civilização*,[135] e também por Zygmunt Bauman, em *O mal-estar da pós-modernidade*[136] (Fotografia 8). Percebe-se que até hoje predomina a cultura do evitamento da dor e do silêncio quanto ao sofrimento psíquico, amenizado com medicalização, porém Jung, em seus estudos sobre a psique humana, metaforicamente nos alertou sobre os distúrbios neuróticos, que podem ser manifestados mais cedo ou mais tarde e que precisam de um olhar diferenciado: "O vinho da juventude nem sempre se clarifica com o avançar dos anos: muitas vezes até se turva".[137]

Inúmeros autores estudam o desenvolvimento humano e cito alguns que me auxiliam na ampliação de algumas questões comuns nesse período de vida. Segundo Papalia, D. E., Olds, S. W. Feldman, R. D., os aspectos do desenvolvimento físico, cognitivo e psicossocial se entrelaçam.[138] A fase do jovem adulto é marcada pelas habilidades físicas e sensoriais. A cognição envolve o pensamento relativo, pós-formal, que auxilia em experiências nos diferentes contextos, com inteligência emocional, compreensão de si e do outro. Da mesma forma, o desenvolvimento psicossocial está relacionado às questões que estruturam a vida pessoal e social, que envolvem escolhas sobre a formação, a profissão, os laços de amizade e os relacionamentos

---

[134] HILLMAN, J. *O código do ser*: em busca do caráter e da vocação pessoal. Rio de Janeiro: Objetiva, 2001. p. 16.

[135] FREUD, S. *O mal-estar na civilização*. Stanford Brasileira de Obras Completas de Sigmund Freud. Rio de Janeiro: Imago, 1996. V. XXI. *Passim*.

[136] BAUMAN. Z. *O mal-estar da pós-modernidade*. Rio de Janeiro: Zahar, 1998. *Passim*.

[137] JUNG, C. G. *A natureza da psique*. Petrópolis: Vozes, 2013. § 774.

[138] PAPALIA, D. E.; OLDS, S. W.; FELDMAN, R. D. *Desenvolvimento humano*. 8. ed. Porto Alegre: Artmed, 2006. p. 367.

afetivos, valiosos para a saúde e o bem-estar. Nesse contexto deparamo-nos com diferentes realidades e as angústias nos impulsionam para a procura de possibilidades criativas e recomeços. As universidades são cada vez mais frequentadas por pessoas de diferentes idades em busca da segunda graduação e de especializações. O mundo do trabalho, que é bem diversificado e expandido para o campo virtual, também é ocupado por maior número de mulheres em profissões tradicionalmente exercidas por homens.

Vindo ao encontro, Erik Erikson nos deixou a ideia de que as pessoas se desenvolvem durante toda vida.[139] Apresentou para o período do jovem adulto a sexta crise do desenvolvimento: intimidade *versus* isolamento. Hoje nos deparamos com estilos em que intimidade e interioridade tendem ao silêncio e, em seu lugar, são exaltadas as performances nas cenas espetaculares do mundo virtual. Ao mesmo tempo, o senso de pertencer na intimidade está presente em ciclos de vidas conjugais e não conjugais. Apesar das mais variadas oportunidades em diferentes dimensões, chega um momento em que a questão de permanecer sozinho ou não fala mais alto e muitos se decidem pelo casamento. Jung dizia: "A escolha do parceiro normalmente se realiza por motivos inconscientes e instintivos, desde que o casamento não tenha sido arranjado pela inteligência, pela astúcia ou pelo tal amor providente dos pais." [140]

Em nome do amor fazemos escolhas e promovemos encontros e em termos gerais, podemos caracterizar o casamento como a busca de realização, escolha que ocorre cada vez mais tarde, com menos filhos e com a opção de adoção ou a utilização dos métodos alternativos de concepção. Os filhos representam a conservação da espécie, a continuidade da família e os sonhos concretizados. Jung trouxe-nos essa afirmação em outra expressão: "A imensa maioria dos homens desde tempos imemoráveis sentiu necessidade da continuação da vida".[141] Assim sendo, a vida familiar varia de acordo com a cultura e os relacionamentos se organizam de várias formas, sendo que a divisão de tarefas, adotada por muitos, pode contribuir para a deterioração ou melhora do casamento.

O modelo humanista, defendido por Maslow, propõe a existência de um conjunto de necessidades comuns a todos os seres humanos e também que todos são atuantes em seu próprio desenvolvimento por meio da

---

[139] ERIKSON, E. H. *O ciclo de vida completo*. Porto Alegre: Artes Médicas, 1998. *Passim*.

[140] JUNG, C. G. *O desenvolvimento da personalidade*. Petrópolis: Vozes, 2013. § 330.

[141] *Idem, A natureza da psique*. Petrópolis: Vozes, 2013. § 793.

escolha, da criatividade e da autorrealização.[142] Dessa forma, cada um é responsável pela sua caminhada e nem sempre as escolhas são saudáveis, necessitando da ruptura de padrões estabelecidos. No sentido metafórico, a música "Sentado à beira do caminho", cantada por Roberto e Erasmo Carlos, retrata essa realidade: "Vejo caminhões e carros apressados a passar por mim. Estou sentado à beira de um caminho que não tem mais fim... Meu olhar se perde na poeira desta estrada triste..."[143] Mais uma vez é Jung quem diz: "Sem haver necessidade, nada muda e menos ainda a personalidade humana".[144] Nos consultórios, cada vez mais estão presentes as dificuldades em estabelecermos relacionamentos estáveis, os problemas oriundos da convivência conjugal e a educação dos filhos. As disfunções geralmente são marcadas por ansiedade ou por características depressivas, que também envolvem o empenho e desempenho sexual. As separações e os divórcios são frutos do isolamento em redes virtuais, das disfunções eréteis e transtornos pré-menstruais, das violências domésticas e tantos outros problemas não integrados, envolvendo um período doloroso de resolução e de adaptação. São realidades de um mundo que incentiva a aparência e a contenção da expressão dos sentimentos, em que os "não ditos" podem se transformar em doenças, envolvendo as diferentes dimensões.

Rudolf Steiner, criador da Antroposofia, defendeu a ideia de que a vida é cíclica e é dividida em fases de sete anos.[145] De acordo com o autor, dos 21 aos 42 anos o ser humano se insere na sociedade e faz as escolhas. Especificamente dos 21 aos 28 anos - fase dos limites - ocorre o ápice da fertilidade e é o início da fase da alma, surgindo diferentes emoções e dúvidas. Dos 28 aos 35 anos - fase organizacional - ocorre a crise do talento, com questionamentos sobre qual caminho seguir. Finalmente, dos 35 aos 42 anos, com a crise de autenticidade, surge a fase da alma e da consciência.

Jung nos deixou inúmeras reflexões sobre a importância de ampliarmos a nossa consciência. Entre elas, a dificuldade de lidarmos com as incertezas. Temos uma tendência de projetarmos e criarmos expectativas centradas em certezas e em resultados imediatos que podem se tornar problemas e, para tanto, ele propõe uma forma diferente de compreendermos nossas

---

[142] SCHULTZ, D. P.; SCHULTZ, S. E. *História da psicologia moderna*. 10. ed. São Paulo: Cengage Learning, 2016. *Passim*.

[143] CARLOS, Roberto; CARLOS, Erasmo. *Sentado à beira do caminho*. RGE, 1989.

[144] JUNG, C. G. *O desenvolvimento da personalidade*. Petrópolis: Vozes, 2013. § 293.

[145] LIEVEGOED, B. *Fases da vida*: crises e desenvolvimento da individualidade. São Paulo: Antroposófica, 1994. *Passim*.

demandas: "Cada problema, portanto, implica a possibilidade de ampliar a consciência, mas também a necessidade de nos desprendermos de qualquer traço de infantilismo e de confiança inconsciente na natureza."[146]

E complementa: "Sem consciência, não existem problemas"[147]. Um exemplo atual é a presença da covid-19, que vem provocando inquietações diante do drama entre nos recolhermos em nossas casas para protegermos os que estão em situação de risco ou continuarmos nossa jornada de trabalho com atividades externas. Quantas posturas conflitantes, julgamentos e confusões nos cercam! O desconhecido, em forma de medo, coloca-nos diante do perigo, de riscos e a possibilidade de fugirmos do problema. Em contrapartida, propicia-nos um momento oportuno para refletirmos sobre o que o inconsciente coletivo nos mostra e que precisa ser ressignificado. Entre muitas questões que envolvem o momento, podemos pensar sobre o que representa o isolamento: a saída da turbulência social e o encontro com as nossas sombras, que evitamos reconhecer. Ainda sobre o desenvolvimento humano, dizia: "A curva psicológica da vida, entretanto, recusa-se a se conformar com estas leis da natureza. A discordância às vezes começa já antes, na subida"[148] E complementa: "Um jovem que não luta nem triunfa perdeu o melhor de sua juventude".[149] Essas ampliações nos convidam a pensarmos no sentido e no significado das nossas escolhas, que podem suscitar diferentes crises e possibilitar a entrada na metanoia, fase em que geralmente repensamos estilos dominantes, produzimos mudanças e novas adaptações, não necessariamente na metade da vida ou em idade cronológica específica.

Para finalizar, cito Jung, com mais considerações sobre a curva da vida: "A recusa em aceitar a plenitude da vida equivale a não aceitar o seu fim [...] E não querer viver é sinônimo de não querer morrer. A ascensão e o declínio formam uma só curva".[150] Uma só curva, com ascensão e declínio e muitas oportunidades no decorrer do percurso. São colocações que nos permitem ampliar e compreender que o vazio existencial e a plenitude da vida sempre envolvem nossas escolhas. Para tanto, podemos errar e recomeçar sempre, em qualquer momento de nossas vidas, integrando as polaridades razão e sentimento. São as vivências que nos permitem obter o

---

[146] JUNG, C. G. *A natureza da psique*. Petrópolis: Vozes, 2013. § 751.

[147] *Ibidem*, § 754.

[148] *Ibidem*, § 799.

[149] *Ibidem*, § 801.

[150] *Ibidem*, § 800.

conhecimento do coração, que não encontramos nos livros de ensinamentos racionais. Algumas vezes, as perdas são necessárias para dar espaço ao novo.

3.1.4 A evolução da mulher e do feminino: conexão do tempo khronos com kairós

Entender a complexidade do feminino e suas transformações com o passar do tempo é tema de inquietações, estudos e investigações. Questão ampla, envolve insatisfações das mulheres reproduzidas no corpo, na família, no trabalho, na sociedade, nas relações afetivas. No consultório da clínica junguiana aparecem em forma de queixas sobre a multiplicidade de papéis que elas exercem, principalmente após o casamento, o nascimento e o crescimento dos filhos, associadas à dificuldade em estabelecerem e manterem relações afetivas duradouras, resultando no aumento significativo de doenças psicossomáticas e crises existenciais.

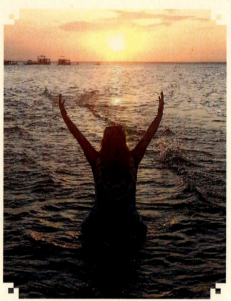

Fotografia 9 - Feminino
Fonte: a autora.

Desde as concepções dos filósofos gregos, assim como no pensamento patriarcal tradicional, a mulher foi sendo constituída como fruto das relações sociais, que habitam na alma coletiva e universal em forma de modelos de vida, imagens, ideias, desejos e mitos, vistos nas obras culturais da antiguidade, transmitidos por várias gerações, sempre reforçando a desigualdade hierárquica, ainda impactando os padrões culturais atuais. De algum modo, tais questões favorecem uma ampliação sobre a evolução do feminino e a imagem arquetípica do animus, buscando conexão com a analogia de Khronos e Kairós, que possuem relação direta com o tempo, mas de maneiras distintas (Fotografia 9). Na mitologia grega, Khronos é o tempo sequencial, cronológico e que se mede. Em contrapartida, Kairós, simboliza o tempo não mensurado, tem mais a ver com qualidade, com valores do momento presente. O grande desafio é estabelecer uma relação harmoniosa entre os dois, para favorecer a transformação desse padrão cultural ainda desfavorável à mulher.

De uma forma geral, buscando o entendimento da complexidade do tempo de Kairós na evolução do feminino, Jung e autores junguianos definem complexo como um aglomerado de associações com estrutura arquetípica carregada de imagens e sensações, marcado por afeto e emoção e com função autorreguladora da psique. O complexo paterno, presente e necessário em todos os seres humanos, surge a partir de afetos constelados na relação do animus da mãe e, posteriormente, com o pai real e as figuras representativas do patriarcado e suas imagens arquetípicas primordiais (figuras do herói, do monstro, do velho sábio, do professor, do ladrão, entre outros) que vão se juntando a mais afetos por meio das vivências.[151] O complexo paterno, na mulher, tem um referencial masculino vinculado a ele, e o seu animus será a expressão desse complexo. Pode ter um caráter traumático, doloroso ou possibilitar harmonia nas relações.

Nesse sentido, trago a contribuição valiosa de Magaldi Filho, com reflexões sobre os diferentes estágios de desenvolvimento que envolvem o animus e o ciclo feminino (metaforicamente representado por Lilith/Eva, Maria, Helena e Sofia), com um correspondente masculino que é projetado nas suas relações: Eva e o mito do herói (proteção e salvação da mulher); Maria e mito do pai (condução e controle); Helena e o mito do filho (ser cuidado), por último Sofia e o sábio (integração dos outros aspectos).[152] De algum modo, é o que o feminino projeta no masculino, podendo resultar em satisfação ou adoecimento. Para ampliar esse entendimento, no homem o desenvolvimento da anima também compreende quatro estágios e de alguma forma é o que masculino busca na relação com o feminino. O primeiro estágio é simbolizado por Lilith/Eva, que representa o relacionamento instintivo, sexual e biológico. O segundo está mais ligado ao amor, à devoção espiritual e à maternidade, simbolizado pela Virgem Maria. O terceiro por Helena, uma musa inspiradora e que vai para a batalha junto a ele. O quarto e último estágio refere-se à sabedoria que transcende, Sofia. De acordo com estudos, Lilith, foi a primeira mulher de Adão, que não se deixou subjugar por ele, desobedeceu e foi expulsa do Paraíso, transgredindo o masculino. Eva foi criada a partir da costela de Adão, seduziu o masculino e o convidou para

---

[151] JUNG, E. Animus e anima. São Paulo: Cultrix, 2006. *Passim.*

[152] MAGALDI FILHO, W. *Dinheiro, saúde e sagrado*: interfaces culturais, econômicas e religiosas à luz da psicologia analítica. 2. ed. São Paulo: Eleva Cultural, 2014. p. 186-188.

adquirir conhecimento, desobedecendo a proibição do criador. Lilith e Eva passaram a fazer parte do inconsciente do Adão, sua anima.

Vindo ao encontro ao tempo de Khronos e o ciclo de Lilith/Eva em que se busca a experiência estética, sensorial de prazer, percebemos que as questões da sexualidade feminina e os arranjos conjugais têm raízes firmadas na história, as suas modificações ocorrem no interior da própria sociedade, alterando mentalidades e padrões culturais, o que permite diferentes maneiras de viver. Nesse cenário, a mulher Lilith/Eva deixa espaço para a entrada de Maria, boa mãe, protetora, assexuada e transformada em santa que cuida do lar. Na dimensão do tempo Khronos, mesmo com o passar do tempo, a maternidade é naturalizada como um mito do amor incondicional enraizado. Percebe-se também que a evolução social e política permitiu que a religião decidisse o que era bom. Com isso, a mulher se sente presa, sem direito ao prazer, surgindo o primeiro sintoma psiquiátrico - a histeria - e nasce o ciclo de Helena, a mulher que está junto para o que der e vier, que vai para o trabalho, porém precisa continuar com aspectos relacionados aos ciclos anteriores.

A inserção social das mulheres em diferentes culturas patriarcais permitiu diferentes visões e causou frustrações. A participação delas nas atividades públicas e a conquista de direitos formais desafiaram a hierarquia sexual moderna e atingiram a família. Nesse sentido, Clarice Lispector trouxe um pouco do seu modo de dominar o universo feminino: "Eu antes era uma mulher que sabia distinguir as coisas quando as via. Mas agora cometi o erro grave de pensar".[153] Além disso, em seu último livro traduziu em poucas palavras a sua experiência de ser mulher: "Liberdade é pouco. O que eu desejo ainda não tem nome".[154] Nas palavras da autora, ficou evidente a sede pelo do tempo de Kairós, com transformações profundas, movimento que envolveu ganho de espaço, objetivando que a dimensão ética seja incluída na realidade cotidiana.

A historiadora, escritora e professora brasileira Mary Del Priore nos traz em seu livro *A história das mulheres no Brasil*, uma estrutura com as mais variadas realidades, em diferentes espaços e nos múltiplos extratos sociais.[155] Percorrendo sua obra, encontramos vários aspectos que merecem reflexões. O surgimento da pílula anticoncepcional foi um marco, uma possibilidade de escolher com mais liberdade entre ter filhos ou não. As técnicas

---

[153] LISPECTOR, C. *Um Sopro de Vida*: Pulsações. Rio de Janeiro: Editora Nova Fronteira, 1978.

[154] *Idem. Perto do Coração Selvagem*. Rio de Janeiro: Nova Fronteira, 1980.

[155] DEL PRIORE, M. *A história das mulheres do Brasil*. São Paulo: Contexto, 2004. *Passim*.

de fertilização e do planejamento genético, com os métodos de prevenção de doenças e gravidez indesejada, possibilitaram avanços na sexualidade.

Papéis sociais que estavam restritos aos homens, como de provedor financeiro da família, passou a ser exercido também pelas mulheres, porém, ainda hoje, a remuneração feminina continua sendo inferior à masculina. Em termos gerais, há maior participação masculina nos afazeres da casa, especialmente nos cuidados com os filhos, e também há mais investimento em boa formação acadêmica por parte das mulheres para alcançarem melhores oportunidades no mercado de trabalho, no entanto a dupla jornada constitui a origem de conflitos. O avanço tecnológico e científico trouxe imagens e regras de uma sociedade consumista e imediatista, com padrões de beleza e consciência corporal deturpada, sedimentados na juventude e na fertilidade, que podem reverter em baixa autoestima e influenciar diretamente em todos os aspectos da sua vida. Nota-se que perseguições às mulheres continuam e lembram a Idade Média, com seus manuais de inquisição das bruxas. A mulher muda, agrada, acolhe e, sem querer, acaba dando ao homem a sensação de invasão. O homem, após ter medo de ser invadido e perder o poder, agride e evade-se. Dessa forma, inicia um processo de insatisfação, e as dores da alma muitas vezes são expressas no corpo de ambos, cada um com seus sintomas de adoecimento.

Na evolução do feminino, a emoção ocupa espaço importante, pois o processo de adoecer pode ocorrer em virtude da fuga de conflitos, da incapacidade de exprimir emoções, de ganhar atenção e cuidados especiais. Existe um saber do coração que dá esclarecimentos mais profundos. Jung, nesta sábia frase, amplia isso: "Só poderás conseguir este saber vivendo plenamente tua vida. Tu vives plenamente quando vives aquilo que nunca viveste, mas sempre deixaste para que os outros o vivessem e pensassem".[156] Nessa relação entre prazer, trabalho e doação, foi necessário acontecer a simbolização metafórica para que o feminino pudesse transitar no mundo masculino e, com isso, surgiu a relativização da vida e, consequentemente, temáticas esquizofrênicas, com a proximidade dos opostos. Estar consciente do seu animus é muito diferente de ser tomado por ele, negar o feminino e assumir papéis masculinos. Nesse sentido, quanto mais consciente a mulher estiver do seu animus, tanto mais pode se relacionar de maneira harmônica e exercer a multiplicidade de papéis, sem adoecimento e transformá-los em

---

[156] JUNG, C. G. *O livro vermelho* – Liber Novus: edição sem ilustrações. 2. reimpressão. Petrópolis, RJ: Vozes, 2016. p. 121.

elemento positivo, com espaço para expressar sua criatividade, para inovar e lançar-se na vida corajosamente.

Seguindo essas reflexões, com o passar do tempo o mundo começou a aceitar essa realidade ambivalente da mulher, que parecia esquizofrênica. Com isso, surgiu a terceira doença: a depressão. Na obra junguiana, fica implícito a ideia de que a depressão é parecida com uma mulher que se veste de preto e, quando ela aparece, devemos convidá-la para entrar, oferecer-lhe um assento, tratá-la como convidada e ouvir o que ela tem a dizer. Em outras palavras, é necessário compreender o processo individual da depressão e lhe atribuir um significado simbólico. Diante de tanta transformação aparece outra mulher: a Sofia. Ela representa a sabedoria que vai integrar, transitar e lidar de forma harmoniosa com o bom, o belo e o verdadeiro nos três aspectos que a antecederam. E, para exaltar a beleza da mulher, Jorge Vercillo nos presenteia com a música "Ela une todas as coisas", com sentido e significado: "... ela une as quatro estações, une dois caminhos num só...".[157] Buscando a ampliação, metaforicamente as quatro estações podem representar a integração dos quatro ciclos do feminino: Lilith/Eva, Maria, Helena e Sofia. Mistura de sensação, sentimento, pensamento e intuição.

Por fim, mesmo com o passar dos anos, ainda vivemos na ilusão do tempo de Khronos, que nos dá a sensação de que o tempo escorre pelas mãos. Para o alcance da evolução criativa, com a inclusão da mulher e do princípio feminino, uma das possibilidades é romper com o patriarcado que explica, define e reduz às causas materiais, entregar-se ao tempo de Kairós e transitar com harmonia nas dimensões corpo, alma, mente e espírito, para o alcance da alteridade, que apresenta a dinâmica de entender, de ampliar e de encontrar saídas criativas, como o útero - sagrado recinto da gestação de todos os homens - que envolve, compreende e transcende o individual.

---

[157] VERCILLO, J. *Ela une todas as coisas*. Todos nós somos um. EMI Music, 2007.

3.1.5 O masculino e a integração criativa dos arquétipos

Muitos aspectos definem a natureza masculina. As heranças biológicas, psicológicas, culturais, espirituais e sociais influenciam nos diferentes papéis que o homem deve assumir, independentemente da identidade de gênero ou da orientação sexual. De um modo geral, ainda está enraizada uma construção sócio cultural de que o princípio masculino é de ação, que envolve o desafio de ser guerreiro, conquistador, caçador e provedor. Nesse contexto, a expressão "homem não chora" simboliza a necessidade de dar conta do que lhe

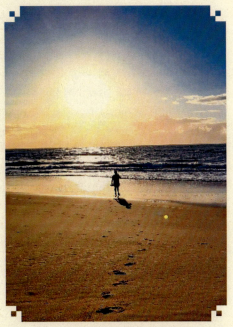

Fotografia 10. Masculino
Fonte: a autora.

é atribuído com a obrigação de ser forte e que pode configurar a dificuldade de expressar sentimentos e emoções. De forma idêntica, percebemos um dinamismo no aspecto psíquico, ao sermos tomados no nosso dia a dia pelos arquétipos - conjunto de imagens primordiais que são armazenadas pelo inconsciente coletivo, repetidas por muitas gerações - que podem comparecer em forma de mitos, representados por deuses e deusas e simbolizam os diferentes aspectos da nossa personalidade. Na caminhada de encontro a sua essência, o masculino pode concretizar um diálogo com as expressões mitológicas e promover a integração criativa dos arquétipos e viver com mais harmonia.

De acordo com Richard Parker, antropólogo, sociólogo e sexólogo, até recentemente o patriarcado trouxe a diferenciação entre o masculino e feminino, sendo que as atividades do homem eram relacionadas com o mundo social da economia, da política, das interações sociais e da família, definido como ágil e corajoso. Enquanto isso, a mulher era limitada ao mundo doméstico da própria família e, com a saída do espaço privado para o público, redefiniram-se os papéis sociais, o que resultou em crise na masculinidade do homem contemporâneo, perdendo a noção de sua própria identidade.[158] É possível percebermos que a transição entre as velhas e as novas possibilidades resultou em crises de identidade, vindo ao encontro à metanoia, que na psicologia analítica junguiana é compreendida como crise de transição, que exige transgressão para que as mudanças ocorram, podendo se manifestar em qualquer fase ou idade cronológica.

Vindo ao encontro, o adolescente foi perdendo as referências do papel anterior do homem e, ao ingressar no mundo adulto dos relacionamentos, percebe que não é o único provedor e que as tarefas antes realizadas pela mulher, agora são compartilhadas em diferentes áreas. Outro fator importante é que as experiências da andropausa, ainda não tão difundidas como as experiências da menopausa nas mulheres, podem implicar em transformações sobre a visão de mundo, mudança de crenças e de paradigmas. É marcada pela fase em que o homem percebe início de declínios, principalmente pelos aspectos físicos visíveis e, que requer ajuda de especialistas. Na velhice, após a aposentadoria, muitos perdem referências importantes e adoecem. Nessa fase é cada vez mais comum ser provedor de filhos e netos. Ao mesmo tempo, a transição entre o velho e o novo exige uma meta espiritual incondicional para a saúde da alma, como disse Jung: "Por mais importante que seja para o homem ganhar o seu sustento e, na medida do possível, fundar também sua família, contudo nada terá conseguido com isso se não realizar o sentido da sua vida."[159]

Nesse sentido, os ritos de passagem têm papel fundamental e nos permitem entrar em contato com a profundidade, como disse Hollis: "O objetivo do ato simbólico que o rito encena é conduzir ou retornar a experiência de profundidade".[160] Historicamente, eles eram aprendidos com os pais, com pessoas mais velhas, na realização e participação em trabalhos, jogos e outros mais. Sem ritos, o masculino precisa fazer sua jornada de herói sozinho, ao mesmo tempo integrar-se com o feminino e tornar-se homem. Apesar de alguns ritos terem se perdido com o passar dos anos, hoje deparamo-nos com inovações em celebrações e conscientizações. A história nos mostra que no Brasil o Dia do Homem é comemorado em 15 de julho, desde 1992, data escolhida pela Ordem Nacional dos Escritores, porém o Dia Internacional do Homem é comemorado em 19 de novembro de cada ano, desde 1999. Os objetivos celebrados nessa data envolvem cinco

---

[158] PARKER, R. G. *Corpos, prazeres e paixões:* a cultura sexual no Brasil contemporâneo. São Paulo: Best-seller: Abril Cultural, 1991. p. 59.

[159] JUNG, C. G. *O desenvolvimento da personalidade*. Petrópolis: Vozes, 2013. § 159.

[160] HOLLIS, J. *Sob a sombra de Saturno:* a ferida e a cura do homem. São Paulo: Paulus, 1997. p. 23.

pilares, que abrangem os valores humanitários básicos, que compreendem as suas contribuições para a sociedade, comunidade, vizinhança, família, casamento e filhos, auxiliam na ressignificação de velhos padrões masculinos, contribuindo para a sua evolução. De modo semelhante, surgiu a campanha Novembro Azul para conscientização a respeito das doenças masculinas. É comum as atenções se centrarem, principalmente, no câncer de próstata, porém enfatizo os cuidados com a saúde psíquica que requer atenção, com as crises de identidade cada vez mais presentes em diferentes fases da vida. Vale lembrar que, de acordo com estudos relacionados à psicologia das cores, o uso do azul para representar o masculino é uma construção social, que se intensificou a partir dos anos 1980, sendo que não existem raízes ancestrais, genéticas ou psicológicas que justifiquem tais preferências.

Assim como os ritos, os mitos assumem um papel muito importante na ressignificação do masculino, em forma de histórias que encantam e são comuns na humanidade, com padrões de comportamento, emoções e reações, com as tragédias e a redenção dos deuses, que são a representação do inconsciente coletivo e simbolizam os diferentes aspectos da nossa personalidade em forma de arquétipos. Os deuses e as deusas nos "visitam" pela constelação de complexos, estando mais presentes do que podemos imaginar. Em sua obra completa, Jung teoriza sobre a importância dos arquétipos. Diferentes autores junguianos também discorrem sobre o tema e, nessa ampliação, cito algumas contribuições de Walter Boechat, médico e analista junguiano, sobre seis arquétipos que podem representar o masculino.[161] O mais conhecido é o Arquétipo do Puer Aeternus, um deus eternamente criança, que preza pela independência e a liberdade, opondo-se a limites e restrições, que se recusa a crescer e enfrentar os desafios da vida, mostrando-se imaturo e com características narcísicas. Na psicologia, é conhecido como um adulto socialmente imaturo, com Síndrome de Peter Pan. A sombra do puer é o senex, que em latim representa "homem velho", que nem sempre é sábio. O Arquétipo do Velho Sábio é representado pela sabedoria e bondade, mas também pode ser simbolizado por Khronos, o deus do tempo, um ancião empunhando uma foice para mostrar que o tempo tudo destrói, o pai distante e hostil, representando a dificuldade em expressar emoções e sentimentos.

Igualmente, para a compreensão do masculino é importante considerarmos o Arquétipo do Herói, que é associado aos ritos de passagem.

---

[161] BOECHAT, W. *A mitopoese da psique, mito e individuação*. Petrópolis: Vozes, 2008. *Passim.*

Como exemplo podemos citar Aquiles, o herói que tinha um ponto fraco. Ele perdeu a vida em Tróia, mas foi o grande herói do conflito, que preferiu ter uma vida gloriosa e curta a uma existência longa e apagada. De forma idêntica, Ares, o deus da guerra, o amante com presença impetuosa, agressiva e apaixonada, sem preocupação com as consequências dos seus atos. O Arquétipo do Pai é associado à cultura e à tradição. Urano, o deus do céu, é um exemplo típico e sua violência contra os filhos marcou o início do mal, representando a paternidade violenta. Zeus, o pai autoritário e o líder nato, o governante de deuses e mortais, representa o desafio de superar e ser o único no comando.

O Arquétipo do Don Juan, por sua vez, representa o conquistador compulsivo e o transgressor. Seu representante pode ser Dionísio, o deus de todos os prazeres, do vinho, do êxtase e da alegria. Mestre em viver o presente, representa o desafio em estabelecer vínculos emocionais mais profundos, moderar impulsos e vencer tendências ao exagero. Já o Arquétipo do Trickster, considerado o sem limite, pode ser compreendido com o Hermes, deus da comunicação, que tinha como características positivas a agilidade mental e a habilidade com palavras, transitando com fluidez, movimento e leveza em todos os reinos, ao mesmo tempo era ladrão e trapaceiro que descobria e experimentava novas possibilidades, enganando os envolvidos e depois desaparecia. Esse arquétipo evidencia aspectos sombrios reprimidos, decorrentes de diferentes vivências no contexto da nossa sociedade.

Para facilitar a compreensão, trago exemplos significativos de alguns deuses, especialmente os gregos, que também nos ajudam a compreender aspectos da personalidade masculina.[162] Apolo, o deus radiante, que possui mais de 200 atributos, é a representação do padrão racional, centrado no mundo do trabalho e dos negócios e tem como desafio superar o complexo de superioridade. Odisseu, o herói viajante, é o símbolo da capacidade dos homens superarem seus limites. Poseidon, deus dos mares, coloca a emoção e os instintos acima da razão e tem como desafios controlar a impulsividade e a fúria, livrar-se da dependência e do apego nos relacionamentos. Hades, o deus fechado, introvertido e enigmático tem como desafio ser menos radical, trabalhar em equipe, superar a tendência à solidão. Hefesto, o deus imperfeito, nasceu feio, manco e tímido. Representa o instinto criativo, o trabalho profundo, a transformação da matéria bruta em obra de arte, mas precisa vencer a mania de trabalhar demais e de superar a perfeição em detrimento de si.

---

[162] BRANDÃO, J. S. *Dicionário mítico-etimológico da mitologia grega*. Petrópolis: Vozes, 1991. *Passim*.

Da mesma forma, no inconsciente coletivo também estão armazenados vários arquétipos com a representação de deusas, que favorecem o diálogo entre a razão e a sensibilidade. Às vezes, o masculino pode ser tomado por Afrodite, a deusa do amor, ou por Ártemis, simbolizando a mulher independente, ou mesmo por Atena, a deusa da sabedoria. Em outros momentos, podemos ter vivências que nos remetem a Deméter, a deusa da nutrição e da maternidade e também a Héstia, com a sua harmonia espiritual. Essas memórias, bem como de outras deuses e deusas, podem representar as possibilidades de diferenciação do papel do masculino, auxiliá-lo no processo de relacionar-se cada vez mais conscientemente com sua feminilidade inconsciente - sua anima - sair de condições patológicas e curar a sua alma, resgatando assim a coragem de amar com sensibilidade e criatividade. Para ampliar essa questão, Carl Gustav Jung deixou-nos como legado, que ele denominou de anima e animus - anima é a contraparte feminina inconsciente na psique do homem e animus é a contraparte inconsciente masculina na psique da mulher - modos simbólicos de percepção e comportamento, que contribuem com a ideia de que o homem também precisa lidar com a sua contraparte feminina, ou seja, sua anima.[163] Isso nos faz lembrar de Gilberto Gil, que em sua canção *Super Homem*, exalta o sentido simbólico da integração da *anima*:

> Um dia, vivi a ilusão de que ser homem bastaria. Que o mundo masculino tudo me daria do que eu quisesse ter.
>
> Que nada, minha porção mulher, que até então se resguardara, é a porção melhor que trago em mim agora, é que me faz viver.
>
> Quem dera, pudesse todo homem compreender.[164]

Vindo ao encontro ao processo de integração de arquétipos, ressalto a importância dos 12 trabalhos de Héracles. É interessante lembrar que em diferentes épocas e contextos da humanidade o número 12 envolveu e ainda envolve situações de referência: 12 apóstolos, 12 meses do ano, 12 signos do zodíaco, dia é dividido em dois blocos de 12, entre outros. A revista *Bons fluidos*, edição especial 65 - *Os Mitos e Você*, descreveu o mito do herói dos 12 trabalhos - Héracles - que pode ser o inspirador para a ressignificação de conflitos do masculino[165] (Figura 10). A história conta que ele foi induzido

---

[163] JUNG, C. G. *O eu e o inconsciente*. Petrópolis: Vozes, 2013. *Passim*.

[164] GIL, G. *Super-homem* – a canção. Disco Realce, 1979.

[165] BONS FLUIDOS. Os Mitos e Você, São Paulo: Abril, 2004, n. 65, p. 39-40.

a matar a sua esposa e os seus três filhos, num acesso de loucura provocado por Hera, que o designou servir ao rei Eristeu, seu primo e principal inimigo, que o incumbiu de doze tarefas arriscadas que, de forma resumida, representavam: domar a violência e a agressividade; superar vícios; substituir impulsos por sabedoria e paciência; vencer o egoísmo; limpar emoções negativas, reconhecer e usar a intuição; controlar os instintos e a sexualidade; abrir o coração; descarregar a fúria quando é contrariado; construir laços afetivos duradouros; vencer a cobiça; usar talentos e recursos internos e valores da alma que são mais importantes que os meros e fugazes desejos do corpo. Héracles (Hércules) realizou tarefas árduas, que exigiram a integração de polaridades. Percurso idêntico apresentado por Joseph Campbell, com a *Jornada do Herói*, evidenciando 12 passos[166] e o *Tarot Mitológico*, com 21 cartas,[167] que nos convidam para refletirmos sobre a saga do herói, que envolve um caminho de autotransformação para renovação da vida. Em outras palavras, essas expressões criativas podem auxiliar o percurso entre o ego e o self para chegarmos à transcendência, que envolve o processo de individuação. Nesta caminhada, é comum nos depararmos com padrões unilaterais, paradoxos do excesso e da falta, que estão presentes na maioria das neuroses e expressam descontentamento. Fernando Pessoa deixou-nos versos sobre o conflito entre o pensar e o sentir:

> Tenho tanto sentimento que é frequente persuadir-me de que sou sentimental, mas reconheço, ao medir-me, que tudo isso é pensamento, que não sentia final.

> Temos, todos que vivemos, uma vida que é vivida e outra vida que é pensada, e a única vida que temos é essa que é dividida entre a verdadeira e a errada.

> Qual porém é a verdadeira e qual errada, ninguém nos saberá explicar; e vivemos de maneira que a vida que a gente tem é a que tem que pensar.[168]

É importante percebermos que cada arquétipo pode contemplar uma visão de mundo e a tendência é pensarmos, sentirmos e agirmos de acordo com esses padrões. Sabemos que não existe um arquétipo pior ou melhor que outro, porém se os aspectos que comparecem em nós são geradores de

---

[166] CAMPBELL, J. *O herói de mil faces*. São Paulo: Cultrix, 1989. *Passim.*

[167] SHARMAN-BURKE, J. *O taro mitológico*. São Paulo: Siciliano, 1968. *Passim.*

[168] PESSOA, F. *Obra Étida*. Poesias. Tenho tanto sentimento. Lisboa: Ática. 1942 (15. ed. 1995). Disponível em: http://arquivopessoa.net/textos/2174. Acesso em: 20 fev. 2022.

conflitos, haverá necessidade de um novo olhar, que envolve um processo de ressignificação. Todo o excesso encobre uma falta e as crises comparecem como oportunidade de reorganização e realização de novas escolhas. Talvez o Velho Sábio precisa recuperar a sabedoria e a bondade e deixar ir o pai distante e hostil. Quem sabe, o guerreiro que luta constantemente, precisa dar espaço para a passividade. Ou ainda, o instinto criativo de Hefesto precisa ser desenvolvido, assim como a harmonia espiritual de Héstia.

Enfim, um olhar para as tarefas de Héracles (Hércules) pode permitir a ampliação da consciência e além disso, resultar num chamado maior, como se expressou simbolicamente Zé Ramalho com a música "Os Doze Trabalhos de Hércules":

> Os cavalos do Rei Áugias, cavalariças para limpar. Muitos perigos esperam Hércules, tantos segredos por desvendar.

> Os doze trabalhos de Hércules, a todos ele irá cumprir. Herói dos heróis da Grécia, com muitos deuses irá seguir.[169]

Diferenciar e integrar velhas e novas possibilidades, pode resultar na recuperação do valor da jornada da alma, envolvendo a capacidade criativa e criadora de melhorar o mundo. Assim, na caminhada de encontro a sua essência, o masculino pode concretizar um diálogo com as expressões mitológicas e ressignificar seus padrões de adoecimento em padrões saudáveis, com a integração criativa dos arquétipos.

---

[169] RAMALHO, Z.; RECIFE, R. de. *Os doze trabalhos de Hércules*. Avôhai Music, 2019.

3.1.6 Relacionamentos afetivos e sexualidade: expressão e contenção do amor

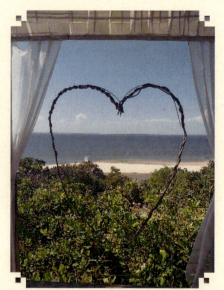

Fotografia 11 - Relacionamentos.
Fonte: a autora.

Complexa é a humanidade e complexos, os relacionamentos afetivos e sexuais, razão pela qual não podemos compreendê-los sob um único enfoque. De modo geral, a sexualidade pode ser compreendida sob quatro critérios: biológico, sociocultural, psicológico e espiritual. Segundo Cavalcante e Cavalcante, no aspecto biológico, o indivíduo pode ser considerado disfuncional se as diferentes reações fisiológicas estão bloqueadas.[170] O conceito de desvio reflete o pensamento num grupo cultural e em determinado momento, levando em consideração que a sociedade é dinâmica, sendo que o "normal" hoje pode não ser mais amanhã, portanto reflete o olhar sociocultural. No aspecto psicológico, entra em cena a adequação, envolvendo a visão particular de cada um sobre a satisfação do seu comportamento sexual e com a do seu parceiro. Disfunções, desvios e inadequações, independentemente da identidade de gênero ou da orientação sexual podem ser compreendidas e ressignificadas, para que influenciem de forma saudável nos relacionamentos. Carl Gustav Jung contribui significativamente com sua teoria para a compreensão do critério espiritual ao afirmar que ele está relacionado ao transcendente da alma, que envolve a ampliação da consciência para tornar-se o si mesmo, permitindo o encontro do ego com o self. Segundo o autor, "vivemos protegidos por nossas muralhas racionalistas contra a eternidade da natureza"[171] e podemos romper com as muralhas que nos separam da natureza que há em nós.

O mundo contemporâneo é marcado pelo patriarcado e os meios cultural e social interferem na nossa formação. Durante muito tempo nascer homem ou mulher fez a diferença. As famílias torciam para que o

---

[170] CAVALCANTI, R.; CAVALCANTI, M. *Tratamento clínico das inadequações sexuais*. 3. ed. São Paulo: Roca, 2006.
[171] JUNG, C. G. *A natureza da psique*. Petrópolis: Vozes, 2013. § 739.

primeiro filho do casal fosse do sexo masculino e, ao nascer uma menina, alguns homens diziam ter fraquejado. E assim se propagou a jornada de uma cultura machista, que incentivou o rapaz ser pegador, em busca de prazer e a moça, "preservada" até o casamento e sem permissão para sentir prazer. Nesse sentido, a interferência da religião e da tradição foi grande, disseminando a ideia de castigo e de culpa da mulher. Com o nascimento dos filhos, também se preservava a continuidade da espécie e da família, lugar sagrado com uniões indissolúveis, apesar de, para alguns, representar sofrimento, até a separação por morte física. Da mesma forma, muitos valores enaltecedores foram transmitidos pelo inconsciente coletivo. Essas vivências fazem parte da nossa transgeracionalidade em forma de heranças arquetípicas nas diferentes dimensões que aos poucos mudam de configuração.

De modo geral, ao falarmos de sexualidade, podemos percorrer um caminho longo, que começa na infância. Pesquisadores nos mostram que o bebê, na fase oral, em que leva tudo à boca, sente-se no paraíso ao sugar o leite da mãe. A criança, conforme vai crescendo, amplia sua capacidade de percepções, desperta para as sensações prazerosas, principalmente, no controle do esfíncter anal e genital, tornando-se cada vez mais curiosa. Na puberdade, com uma carga hormonal intensa, a menina vivencia a menarca e o menino, a ejaculação. Os adolescentes, fisicamente com o corpo pronto para serem inseridos no mundo adulto, geralmente têm suas primeiras experiências sexuais, dentro ou fora de relacionamentos amorosos. Alguns adultos vivem a sexualidade livremente, ou optam por estabelecerem vínculos familiares, escolhendo a vida conjugal e a procriação. Já na metade da vida, além da vivência sexual, surgem as experiências com climatério e andropausa, que podem ser brandas ou intensas. Na velhice, ocorrem muitas transformações, porém nada impede que a sexualidade seja vivida, pois ela nos acompanha vida afora, com momentos de ascensão e declínio, envolvendo o amor e as diferentes formas de amar. Nesse sentido, o amor se expressa em canções, poemas, presentes e presenças (Fotografia 11). Quem não se encanta com Marisa Monte expressando a grandeza do amor em "Amor I love you"? Com leveza de alma, ela canta: "Deixa eu dizer que te amo, deixa eu pensar em você, isso me acalma, me acolhe a alma, isso me ajuda a viver".[172] Igualmente, o cantor Roberto Carlos, encantando multidões com a música "Como é grande o meu amor por você".[173] Da mesma

---

[172] MONTE, M. *Amor I love you*. Memórias, crônicas e declarações de amor. Phonomotor Records/EMI, 2000.

[173] CARLOS, Roberto; CARLOS, Erasmo. *Como é grande o meu amor por você*. Roberto Carlos em ritmo de aventura. CBS, 1967.

forma, Carlos Drummond de Andrade exaltou o amor em versos: "O mundo é grande e cabe nesta janela sobre o mar. O mar é grande e cabe na cama e no colchão de amar. O amor é grande e cabe no breve espaço de beijar".[174]

Alguns estudiosos em relacionamentos afirmam que as diferenças cerebrais explicam tantas divergências. Gray, trouxe a ideia de que os homens só utilizam um hemisfério cerebral ao executarem atividades, fazendo uma coisa de cada vez e as mulheres conseguem utilizar os dois lados, tendo a capacidade de exercerem várias atividades ao mesmo tempo.[175] Algumas dessas características aparecem em situações corriqueiras. A neurociência, por sua vez, apresenta-nos estudos sobre a diferença de conexões que ocorrem no cérebro de homens e mulheres, alertando-nos de que as diferenças anatômicas não são determinantes e também não são suficientes para explicar as diferenças de comportamento que em grande parte se devem à influência cultural. Jung contribuiu com estudos e limitou-se a tratar do casamento como problema psicológico: "Como relacionamento psíquico o matrimônio é algo de complicado, sendo constituído por uma série de dados subjetivos e objetivos que em parte são de natureza muito heterogênea".[176] Cientificamente comprovadas ou não, sabemos que as diferenças existem e interferem nos relacionamentos.

Existem diferentes tipos de amor, e os mais conhecidos são três: Philos, Eros e Ágape. O Amor Philos é um amor fraternal, é um sentimento de simpatia natural, afinidade mental e cultural com os amigos e familiares. O amor Eros expressa o amor com paixão e romantismo, podendo envolver o desejo passional, sensual e sexual, que é estimulado e vivenciado em diferentes produções criativas, como filmes, poesias, músicas e obras de arte.[177] A mitologia traz Eros, o anjo da paixão e das afinidades, disparando flechas que incendeiam o coração dos amantes.[178] E Roupa Nova, com a música "Todo o azul do mar", traduziu esse romantismo: "Foi assim como ver o mar, a primeira vez que meus olhos se viram no seu olhar... Quando eu mergulhei, no azul do mar, sabia que era amor e vinha pra ficar".[179] Finalmente, o amor *Ágape* é desinteressado, puro, genuíno e invencível. É divino,

---

[174] ANDRADE, C. D de. *Amar se aprende amando*. São Paulo: Companhia das Letras, 2018. p. 19.

[175] GRAY, J. *Oráculo de homens são de marte, mulheres são de vênus*. São Paulo: Pensamento, 2008. *Passim*.

[176] JUNG, C. G. *O desenvolvimento da personalidade*. Petrópolis: Vozes, 2013. § 324.

[177] MAGALDI FILHO, W. *Dinheiro, saúde e sagrado*: interfaces culturais, econômicas e religiosas à luz da psicologia analítica. 2. ed. São Paulo: Eleva Cultural, 2014. p. 73-4.

[178] BRANDÃO, J. S. *Mitologia grega*. Petrópolis: Vozes, 1986. *Passim*.

[179] ROUPA NOVA, *Todo o azul do mar*. A idade luz. EMI Odeon, 1983.

elevado, transcende os sentidos humanos. É aquele que "tudo sofre, tudo crê, tudo espera e tudo suporta".[180] Essa forma de amar vem de encontro aos versos de Fernando Pessoa: "Amo como o amor ama. Não sei razão pra amar-te mais que amar-te. Que queres que te diga mais que te amo, se o que quero dizer-te é que te amo?"[181] Pensando no aspecto alquímico dos relacionamentos, podemos imaginar que o ideal é harmonizar os três tipos de amor. Uma dose de cada um e na medida certa torna a experiência do amor em plenitude.

Diante do sofrimento instaurado a partir de crenças enraizadas, principalmente pela dificuldade em compreendermos as diferenças existentes entre o masculino e feminino, idealizamos um "Amor Maior" como cantado por Jota Quest: "É preciso amar direito [...] Amor de dentro pra fora, amor que eu desconheço".[182] Para indivíduos centrados no ego, a contenção do amor ocupa grande espaço, acreditando que amar é sinônimo de fraqueza e falta de controle. E como se fosse possível controlarmos alguma coisa... Clarice Lispector nos traduziu em forma de poesia sua profundeza de alma: "Experimentei quase tudo, inclusive a paixão e o desespero. Agora só queria ter o que eu tivesse sido e não fui".[183] Para alguns, esse amor nem sempre é possível, com vivências de solidão e dificuldades para encontrarem parceiros que queiram estabelecer relações duradouras, pois foram incentivados a resolverem seus problemas sozinhos e não desenvolveram a troca, tão necessária na vivência conjugal. Essas questões nos permitem pensar na influência do meio social nas relações afetivas, como trouxe Féres-Carneiro,[184] afirmando que a nossa autonomia é incentivada desde cedo, com estímulos para alcançarmos a nossa independência, ouvindo frases como: Faça você! Você constrói seu caminho! Dessa forma os homens são incentivados a serem especialistas nas técnicas de sedução e conquista e apresentam dificuldades na intimidade com o mundo feminino. As mulheres, apesar da emancipação e da autonomia feminina, conservam o amor romântico, que está fragmentado, e continuam em busca da alma gêmea. Já não prevalece

---

[180] BÍBLIA Sagrada. *1Cor 13:7.* São Paulo: Sociedade Bíblica do Brasil, 1993. p. 207.

[181] PESSOA, F. *Obra Édita.* Fausto – Tragédia Subjectiva. (Texto estabelecido por Teresa Sobral Cunha. Prefácio de Eduardo Lourenço.) Lisboa: Presença, 1988. Disponível em: http://arquivopessoa.net/textos/3051. Acesso em: 20 fev 2022.

[182] QUEST. J. *Amor maior.* Som Livre, 2004.

[183] LISPECTOR, C. *A hora da estrela.* 12. ed. Rio de Janeiro: Rocco, 1998. p. 203.

[184] FÉRES-CARNEIRO T. *Aliança e sexualidade no casamento e re casamento contemporâneo.* Psicologia: teoria e pesquisa, 3, 250-261, Porto Alegre, 1987. Disponível em: https://periodicos.unb.br/index.php/revistaptp/article/view/17025. Acesso em: 20 fev. 2022.

"para sempre e único", da mesma forma a entrega total do outro está comprometida com idealizações nem sempre atingíveis.

Segundo Magaldi Filho, a evolução cíclica da mulher estimula a evolução do homem, processo em que o feminino instiga o masculino. O que a mulher busca no homem? O herói que vai salvá-la de algo, o pai que vai protegê-la, o filho que poderá cuidar e o sábio que era unificar os três homens anteriores. O que o homem busca na mulher? A Eva, atraente e sensual, a Maria que proporcionará um lar, a Helena que está ao seu lado para o que der e vier e a Sofia, a sábia que irá coordenar as três anteriores.[185] Ainda de acordo com o autor, a evolução tem como base a alteridade, que deve incluir o princípio feminino, renegado por muitos anos pelo patriarcado. A mulher sábia transita entre o bom, o belo e o verdadeiro, e isso pode assustar o homem: "A mulher tem mais facilidade para lidar com sua feminilidade [...] Ela muda, agrada e acolhe (o útero acolhe). Em contrapartida, o homem assusta-se: o masculino está assustado e amedrontado. Por isso, o homem divide, agride e foge".[186] A alquimia do amor envolve a compreensão das diferenças que existem e a expressão do que sentimos, que potencializa o que une os universos masculino e feminino.

A história nos mostra os ideais de casamento em diferentes épocas.[187] No passado, o casamento tinha a função de ligar duas famílias e permitir que elas se perpetuassem. No séc. XVIII, surgiu um novo ideal de casamento: que os cônjuges se amassem. Hoje, é raro as pessoas se casarem sem desejo e amor. As mulheres em geral procuram mais por uma relação amorosa, e os homens almejam constituir uma família. No início da relação, na hora da conquista, mostramos o melhor de nós, mas os conflitos aparecem na convivência: a sobrecarga de um e a folga do outro, investimentos errados, objetos fora do lugar, problemas de saúde, sexo extraconjugal, excesso de bebidas, dificuldades financeiras, entre outros. Igualmente, a rotina e o cansaço passam a ocupar o espaço da criatividade e os cuidados conosco e com o outro não são mais os mesmos. Passamos a sentir necessidade de termos o nosso espaço e deixamos de investir no outro e na relação. No consultório, utilizo o exemplo simbólico da bolinha de neve, que vai rolando

---

[185] MAGALDI FILHO, W. *Dinheiro, saúde e sagrado*: interfaces culturais, econômicas e religiosas à luz da psicologia analítica. 2. ed. São Paulo: Eleva Cultural, 2014. p. 186-187.

[186] *Ibidem*, p. 188.

[187] FÉRES-CARNEIRO. *Casamento contemporâneo*: o difícil convívio da individualidade com a conjugalidade. Psicologia: reflexão e crítica, 1998 – SciELO Brasil. *Passim*. Disponível em: https://www.scielo.br/j/prc/a/WGzgV8McnFxCvXdy3wndy4F/abstract/?lang=pt.

morro abaixo, aumentando de tamanho e, ao bater em algo, causa impacto e destruição. E o que fazer para evitar a destruição do relacionamento? A utilização da comunicação assertiva é uma saída. É um caminho mais longo, porém geralmente mais eficaz. Ela envolve paciência, habilidade e escolhas. Ao mesmo tempo, é manifestação de respeito, carinho e amor, tão necessários nos relacionamentos.

Difícil falar e citar uma regra geral para tanta complexidade. Assim como cada ser humano, cada história é única. E como trabalhar relações desgastadas? Trabalhando cada caso em particular ou com a psicoterapia de casal, momento em que os conflitos que permeiam controle, cobrança, comparação, culpa e castigo podem ser integrados. O mundo virtual também nos oferece muitos recursos para aprimorarmos nossa performance sexual. Basta clicarmos e nos deparamos com muitas informações que podem ser funcionais ou não. Vários produtos são oferecidos pelo Sex Shop, que auxiliam no aumento da libido, mas o problema pode ser mais complexo: não reagimos só pelo instinto, necessitamos de essência, somos seres integrais! Ginecologistas e urologistas devem fazer parte da nossa vida. De forma idêntica, o psicólogo e o terapeuta sexual têm um papel fundamental, auxiliar-nos na promoção do autoconhecimento e na vivência conjugal.

É nítido que governo, religião e família continuam despreparados, transmitindo uma visão distorcida da sexualidade saudável.[188] Os tempos mudaram, as possibilidades de vivermos a nossa vida sexual também, porém os valores transmitidos de geração em geração se perpetuam negativamente em algumas sociedades, a ponto de ainda ser comum homem bater em mulher e, consequentemente, muitos são enquadrados na Lei Maria da Penha. Enquanto isso, muitas mulheres ainda permanecem em silêncio, são violentadas, abusadas e mortas, índice comprovado pelas estatísticas. O sentimento de culpa por parte da mulher e posse por parte do homem prevalecem, sendo comum ouvirmos de quem comete tais crimes "se não for minha, não será de mais ninguém". Mata-se em nome do amor! Paixão patológica disfarçada de amor que invade e domina, causadora de muito sofrimento. Nesse contexto, homens também são agredidos e os índices de violência para com eles estão aumentando gradativamente.

Com o surgimento dos conflitos, percebem-se diferentes investimentos para dar um novo sentido e significado às crises oriundas da convivência.

---

[188] FÉRES-CARNEIRO, T. *Aliança e sexualidade no casamento e re casamento contemporâneo.* Psicologia: teoria e pesquisa, 3, 250-261, Porto Alegre, 1987. Disponível em: https://periodicos.unb.br/index.php/revistaptp/article/view/17025. Acesso em: 20 fev. 2022.

Permanecer juntos "até que a morte os separe" é o que se ouve nas cerimônias de casamento. E quantas mortes ocorrem, antes da morte física. Morte do encantamento, da confiança e de sonhar juntos! Em alguns casos, mantém-se o casamento para não abalar o desenvolvimento emocional dos filhos, sendo que evitar brigas constantes e não conviver na mesma casa faria menos mal a eles. É desafiador conjugar duas individualidades, assumir regras que envolvem um sistema de trocas, manter a relação prazerosa e útil. Quando o encantamento acaba, a relação acaba. Um indivíduo é a extensão do outro, ao mesmo tempo é diferenciado do outro. Cada um dos envolvidos precisa ter seu espaço e o relacionamento precisa corresponder às expectativas de cada um dos envolvidos. De acordo com a autora Maria Helena M. Guerra, Jung também se confrontou com as dores do amor:

> Por um lado, a necessidade de ser fiel ao que vivia, às suas emoções e aos seus sentimentos; por outro, o desejo de permanecer adaptado à sociedade, de manter sua persona, de reconhecer-se como sempre fora, valorizando a razão, a coerência, a ciência e acreditando ter o domínio de sua alma. Esta foi a grande tensão, o jogo de forças entre o espírito das profundezas e o espírito da época.[189]

Conviver gera crises e quando se esgotam as possibilidades de harmonia, a separação é a melhor solução, podendo ter efeitos positivos, como a ressignificação dos padrões de relacionamento. É doloroso ver o outro morrer em vida dentro de nós e nós morrermos no outro. São escolhas dolorosas, que envolvem antagonismo e processo de luto a ser elaborado, ao mesmo tempo que as funções parentais devem ser asseguradas e mantidas. Hoje, deparamo-nos com a elevação do grau de exigência nos relacionamentos afetivos e na vivência da sexualidade, que conjuga o prazer e a procriação. Como vivemos cercados de muitas opções, as relações também se tornam descartáveis, principalmente com a falta de confiança, paciência e persistência. É necessário transitarmos também na dimensão espiritual, qualificarmos as relações e potencializarmos o que une. A convivência envolve silêncios e ruídos, que podem ser favoráveis à sua manutenção ou ao seu término. Relacionamentos envolvem a expressão do amor com ciclos saudáveis de prazer, simbolicamente representados pela integração do sol, da lua e do barulho da chuva. E na contenção do amor, perdemos essa preciosidade de vivermos a plenitude do amor.

---

[189] GUERRA, M. H. R. M. *O livro vermelho*: o drama de amor de C. G. Jung. São Paulo: Linear B, 2011. p. 60.

3.1.7 Metanoia e meia-idade: mergulho nas profundezas da alma e no poder de renovação

A metanoia pode ser compreendida como uma crise de transição que envolve aquilo que vai além da razão e que exige transgressão para que as mudanças ocorram. O processo de análise tem como objetivo proporcionar a metanoia, que pode ocorrer em qualquer idade cronológica do indivíduo e em diferentes etapas da vida humana, porém nessa ampliação irei fazer uma convenção e me

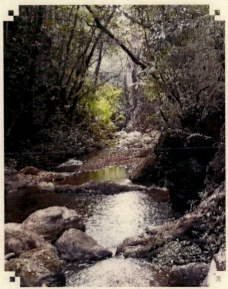

Fotografia 12 - Metanoia.
Fonte: a autora.

ater mais na crise da meia-idade, período em que há uma tendência natural de ocorrerem mais experiências de metanoia, resultando em transformações sobre a visão de mundo, mudança de crenças e de paradigmas. Pode ser vista como uma conversão, como diz o apóstolo Paulo, momento em que o mundo exterior se volta para o interior e o tempo linear e sequencial de Khronos vai adentrando em uma dimensão profunda - tempo de Kairós - que envolve o recolhimento e o mergulho no inconsciente (Fotografia 12). Essa jornada favorece o desenvolvimento e a ampliação da consciência com o confronto intrapsíquico de polaridades, que envolvem personas e sombras, permitindo uma caminhada rumo ao self. Em termos práticos e com o pensamento voltado para a outra metade da vida que resta, é um período em que buscamos descobrir o nosso propósito de vida e o significado dos nossos conflitos internos, que ficaram adormecidos no inconsciente e em algum momento afloraram em forma de sintomas, como depressão, abuso de álcool e de drogas ilícitas, doenças graves, perdas significativas, mudanças de trabalho, entre outros. As feridas aparecem, exigem um pensamento realista e uma harmonia com o universo, podendo resultar em ressignificação de velhos padrões. Segundo James Hollis, é morte e renascimento em transição:

> Rever a vida a partir da posição da segunda metade dela requer a compreensão e o perdão do inevitável crime da

> inconsciência. Mas, deixar de ficar inconsciente na segunda
> metade da vida significa cometer um crime imperdoável.[190]

Em termos gerais e de acordo com a influência da tradição histórica, social e cultural, a meia-idade ocorre entre os 40 e 65 anos e compreende um processo de revisão e reavaliação da nossa vida diante de novas realidades. No contexto da família, é período em que os filhos estão crescidos e foram para o mundo e, no contexto biológico, ainda estamos em boa forma física, cognitiva e emocional. Para a maioria das pessoas, é considerada a melhor fase da vida, embora aponte para alguns declínios. No trabalho, é a fase do auge de ganhos e na sociedade continuamos exercendo diferentes atividades. Mesmo diante da aparente realização, surgem questionamentos: quem sou eu, além dos papéis que exerci até agora? Em que parte da vida passei a me esquecer de mim? Demandas sobre o sentido da vida e o que fazer no futuro promovem um mergulho nas profundezas da alma e, ao mesmo tempo, configuram-se em possibilidade de renovação, metaforicamente expressa por Jung: "Precisamente ao meio-dia, o Sol começa a declinar e esse declínio significa uma inversão de todos os valores e ideais cultivados durante a manhã [...]. É como se recolhesse dentro de si os próprios raios."[191] Ele complementou, afirmando que entramos despreparados na segunda metade da vida: "Não podemos viver a tarde de nossa vida segundo o programa da manhã, porque aquilo que era muito na manhã, será pouco na tarde, e o que era verdadeiro pela manhã, será falso no entardecer."[192]

Aos poucos ocorrem as mudanças físicas nas habilidades sensoriais e psicomotoras e trazem o reconhecimento da mortalidade. As mulheres presenciam o climatério, que é o período de transição entre a fase reprodutiva e fase da ausência da reprodução e a menopausa, com a parada permanente da menstruação. Nesse sentido, *klimacton*, do grego, representa crise ou período de mudança. Para algumas mulheres, os sintomas clínicos aparecem em forma de sudorese, fogacho, palpitações, enxaqueca, insônia, alteração de humor, perda de energia e irritabilidade, que também podem estar relacionadas com as mudanças nos papéis, nos relacionamentos, nas responsabilidades, passando a optarem pela reposição hormonal para amenizar perdas. Os homens, por sua vez, sentem um declínio gradual dos níveis de testosterona, o que também envolve o declínio da fertilidade, a dificuldade em conseguir ereção e a frequência de orgasmo, envolvendo um período

---

[190] HOLLIS, J. *A passagem do meio*: da miséria ao significado da meia-idade. São Paulo: Paulus, 2019. p. 27.

[191] JUNG, C. G. *A natureza da psique*. Petrópolis: Vozes, 2013. § 778.

[192] *Ibidem*, § 784.

denominado andropausa. Na busca de suprir dificuldades, os remédios tomaram espaço no universo masculino e são aliados nas disfunções eréteis, mas, quando usados incorretamente, podem causar problemas. De forma geral, o estresse desencadeia problemas físicos e psicológicos, aumentando o risco de doenças em forma de alcoolismo, depressão, hipertensão arterial, obesidade, câncer, diabetes, doenças cardiovasculares etc.

Ao falar das etapas da vida humana, Jung nos apresentou a revolução psíquica que geralmente ocorre na metade da vida. É um momento de contração da vida, de dedicar-se ao si-mesmo, ao potencial da totalidade. Os interesses antigos são substituídos por novos, ocorrendo mudanças nas profundezas da alma. Os homens tendem a voltar suas atenções para casa, as mulheres para o mundo e questionamentos podem resultar em inversão de valores. Na mesma direção, Rudolf Steiner deixou-nos a possibilidade de ampliação dos estudos sobre os setênios.[193] Segundo o autor, a partir dos 42 anos ocorre a maturidade, a profundidade e a espiritualidade. Dos 42 aos 49 anos, ocorrem questionamentos sobre o altruísmo e sobre manter a fase expansiva, com a presença da andropausa e da menopausa. Dos 49 aos 56 anos, é a fase de ouvir o mundo, a vitalidade declina e surge a fase inspirativa ou moral. Dos 56 aos 63 anos ocorre a fase da abnegação, em que os reflexos e a mobilidade passam a sofrer alterações, ganhando espaço na etapa mística ou intuitiva. Erik Erikson apresentou-nos a sétima crise para definir essa fase - geratividade *versus* estagnação - podendo a preocupação com a orientação da próxima geração.[194] Para muitas pessoas, é uma entre muitas transições, não necessariamente resultando em crise.

De acordo com Papalia, Olds e Feldman, na fase da meia-idade as mulheres se tornam mais assertivas e focais e os homens emocionalmente mais expressivos, o que pode ser visto na psicologia analítica junguiana como um caminho de inversão natural de enantiodromia - tensão criada entre consciente e inconsciente que envolve o fluir da energia em um movimento pendular e consiste em passar para o outro lado do polo - favorecendo uma complementação anteriormente desconhecida.[195] Com a crise da meia idade, o homem, que geralmente é mais assertivo e focal, torna-se mais emocional. Em contrapartida, a mulher, que é mais emocional, passa a ser

---

[193] LIEVEGOED, B. *Fases da vida*: crises e desenvolvimento da individualidade. São Paulo: Antroposófica, 1994. *Passim*.

[194] ERIKSON, E. H. *O ciclo de vida completo*. Porto Alegre: Artes Médicas, 1998. *Passim*.

[195] PAPALIA, D. E.; OLDS, S. W.; FELDMAN, R. D. *Desenvolvimento humano*. 8. ed. Porto Alegre: Artmed, 2006. p. 458-45

mais assertiva e focal. Pode ser considerado o momento oportuno em que o homem vai aprender a lidar com o lado feminino que não conhecia, e a mulher conhecerá o universo masculino que desconhecia, influenciando o seu modo de pensar, sentir e agir. Com essas mudanças, o período também é marcado por aumento do número de divórcios e maior dependência de amigos para apoio emocional e orientação prática. Ao mesmo tempo, o divórcio e o segundo casamento dos filhos afetam os relacionamentos entre avós e netos, criando novos papéis de parentesco. Nessa fase, permanecemos envolvidos com os filhos adultos, que, por motivos econômicos, continuam morando conosco, e nos tornamos cuidadores dos pais idosos e doentes. Igualmente, nossa capacidade de resolver problemas práticos é forte, nossa criatividade e produtividade dependem de atributos pessoais e forças ambientais, com a transição de papéis em virtude da longevidade, mudança econômica e social, o que nos incentiva para aperfeiçoamento das nossas habilidades em forma de estudos.

Na mitologia, Hades representa o deus das profundezas, deus dos mortos ou do mundo inferior. Os gregos não pronunciavam seu nome por temor e o denominavam de o ilustre ou o bom conselheiro. Podemos associá-lo ao inconsciente pessoal e coletivo, onde são guardadas memórias, pensamentos e sentimentos reprimidos.[196] Ao mesmo tempo que representa isolamento e depressão pode simbolizar o poder da renovação com o uso da expressão criativa ao nos depararmos com o mundo interior. O arquétipo Hades representa a possibilidade de mergulharmos no inconsciente e valorizarmos o autoconhecimento, o que vem de encontro às vivências na metade da vida.

Podemos afirmar que a metanoia é um caminho para a individuação, sendo um período oportuno de olharmos para as nossas sombras e buscarmos a completude. Ela nos convida a realizarmos os projetos que não concretizamos antes, em virtude de muitos fatores, mesmo que isso provoque uma mudança radical da nossa vida. Segundo Jung, projetos não realizados representam um depósito de velharias e são como brasas, que continuam acesas, mesmo debaixo de cinzas amarelecidas. Para complementar, cito mais uma frase de Jung, que descreve bem esse período das nossas vidas:

> Quanto mais nos aproximamos do meio da existência e mais conseguimos nos firmar em nossa atitude pessoal e em nossa posição social, mais nos cresce a impressão de

---

[196] BRANDÃO, J. S. *Mitologia grega*. Petrópolis: Vozes, 1986. V. 1. *Passim*.

havermos descoberto o verdadeiro curso da vida e os verdadeiros princípios e ideais do comportamento.[197]

O processo de individuação é um dos principais pressupostos teóricos de Jung, que envolve um olhar amplo e complexo de diferenciação psicológica como meta da evolução e do desenvolvimento integral da personalidade, sendo necessário um investimento energético para engajar o ego na busca da integração dos aspectos desconhecidos e sombrios que estão no inconsciente, promovendo autoconhecimento e significado existencial. Para Jung, Salomé e Filemon eram a sua representação intrapsíquica, que permitia estabelecer relação, entender seus conflitos, iluminar e transcender, favorecendo seu processo de individuação. Dessa forma, ele realizou a unidade psicológica entre os aspectos conscientes e inconscientes, que contêm a vida não vivida e o potencial não realizado, como afirma Stein: "Tornar-se o que a pessoa já é potencialmente, mas agora de um modo mais profundo e consciente".[198]

Diante do exposto, podemos dizer que a metanoia, na crise da meia-idade, predispõe o ego a ser mais suscetível e de alguma maneira mais comprometido com o processo de individuação, permitindo o seu encontro com o self. Para tanto, pode ser vivida como uma crise necessária e oportuna para reorientar a personalidade e reavaliar a vida com novo sentido e significado. É um processo de transformação diante do que ruiu, o que não precisa ser visto como algo patológico, mas como oportunidade de ressignificar padrões, cuidando com responsabilidade e satisfação de todos os aspectos envolvidos. Nesse sentido evidencio o pensar de Fernando Pessoa sobre a longevidade:

> Para além da curva da estrada talvez haja um poço, e talvez um castelo e talvez a continuação da estrada... De nada me serviria estar olhando para o outro lado e para aquilo que não vejo. Importemo-nos apenas com o lugar que estamos.[199]

E para exaltar as inúmeras possibilidades que a vida oferece, encerro minhas ampliações com Gonzaguinha e a música "O que é? O que é?": "Viver, e não ter vergonha de ser feliz. Cantar e cantar e cantar, a beleza de ser um eterno aprendiz [...]. Mas e a vida, ela é maravilha ou é sofrimento?

---

[197] JUNG, C. G. *A natureza da psique*. Petrópolis: Vozes, 2013. § 772.

[198] STEIN, M. *Jung: o mapa da alma, uma introdução*. São Paulo: Cultrix, 2006. p. 158.

[199] PESSOA, F. *Vida e obra de Alberto Caeiro*. Coord. Teresa Rita Lopes. 1. ed. São Paulo: Global, 2017. p. 165.

Ela é alegria ou lamento?"[200]. Mergulhar nas profundezas da alma muitas vezes é inevitável e faz parte da amplitude de viver. Intensificar o poder de renovação é opcional e nos permite transcender.

3.1.8 Envelhecimento: vida em transcendência

O envelhecimento é um processo que ocorre ao longo da vida, e a velhice é a última fase desse ciclo (Fotografia 13). Ela ocorre após a fase da maturidade e, de modo geral, entre 65 e 74 anos somos considerados velhos jovens, com mais de 75, velhos e, com mais de 85, velhos mais velhos. Esse percurso envolve muitas mudanças que podemos denominar de aspectos biopsicossociais e vêm de encontro ao que Jung nos apresentou como reflexão:

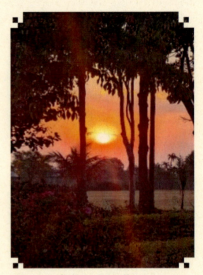

Fotografia 13 - Envelhecimento
Fonte: a autora.

> O ser humano não chegaria aos setenta ou oitenta anos se esta longevidade não tivesse um significado para a espécie. Por isto, a tarde da vida humana deve ter também um significado e uma finalidade próprios, e não pode ser apenas um lastimoso apêndice da manhã da vida.[201]

Na terceira idade, podemos mergulhar cada vez mais no inconsciente, permitindo assim que a vida transcenda.

Nos últimos anos, o número de idosos cresceu e a expectativa de vida aumentou, em virtude de diferentes fatores. Os sinais de que a velhice está chegando podem ser constatados por algumas características físicas: perda de pigmentação, textura e elasticidade da pele, pelos finos e brancos, diminuição de estatura, rarefação dos ossos e tendência a dormir menos. De forma idêntica, as alterações sociais ocorrem: crise na identidade, mudança de papéis, aposentadoria, perdas diversas, diminuição de contatos sociais e estigmas. Por fim, as alterações psicológicas também se fazem presentes:

---

[200] GONZAGUINHA. *O que é o que é?* Caminhos do coração. EMI Odeon, 1982.
[201] JUNG, C. G. *A natureza da psique*. Petrópolis: Vozes, 2013. § 787.

dificuldade de adaptação aos novos papéis e as perdas orgânicas, falta de motivação, alterações psíquicas que exigem tratamento, como depressão, hipocondria, suicídio, baixa autoimagem e autoestima, entre outros. As alterações citadas não são determinantes e não obedecem rigorosamente à idade cronológica, tendo em vista que o ser humano é integral e único, podendo interferir nos padrões estabelecidos e ressignificar sua vida em qualquer momento. Machado de Assis nos trouxe, em forma de poesia, essa possibilidade: "Cada estação da vida é uma edição, que corrige a anterior, e que será corrigida também, até a edição definitiva".[202]

Nesse contexto, aspectos culturais interferem na vida do idoso. Em algumas culturas, principalmente nas orientais, a velhice é sinônimo de sabedoria e respeito.[203] Idosos são cuidados, glorificados, reverenciados, sendo consultados antes das grandes decisões. Infelizmente na nossa cultura nem sempre é assim. Queremos viver muito tempo, mas não queremos ser velhos, porque o ancião tem conotação de fragilidade, incompetência e perda de atratividade. Vários estudos são realizados para compreendermos o envelhecimento e, de acordo com Papalia, Olds e Feldman, ainda nos deparamos com o preconceito de idade contra pessoas mais velhas, utilizando estereótipos que são baseados em ideias errôneas e que causam danos em diferentes dimensões.[204] Muitos idosos são saudáveis, vigorosos e ativos, sendo que as mudanças físicas variam de pessoa para pessoa, podendo-se evitar os efeitos do envelhecimento que permeiam a doença, o desuso e o abuso do corpo. Os problemas crônicos podem se instaurar, mas não limitam as atividades da vida diária. A depressão e a demência podem ter tratamento adequado. De modo geral, os idosos mostram plasticidade no desempenho cognitivo e declínio no funcionamento da memória.

Segundo Rudolf Steiner, com o olhar da Antroposofia, dos 63 aos 70 anos, a sabedoria predomina e, caso tenha respeitado o ritmo de cada fase, sua luz interior também brilhará.[205] Erik Erikson contribuiu com a psicologia do desenvolvimento, apresentando a última crise - integridade *versus* desespero - culminando na virtude da sabedoria, ou aceitação de nossa vida e morte iminente.[206] E Jung colaborou com muitas reflexões, principalmente sobre o sentido e significado da vida:

---

[202] ASSIS, M. de. *Memórias póstumas de Brás Cubas.* São Paulo: Ateliê, 2001. p. 120.

[203] CHOPRA, D. *Corpo sem idade, mente sem fronteiras.* Rio de Janeiro: Rocco, 1996. *Passim.*

[204] PAPALIA, D. E.; OLDS, S. W.; FELDMAN, R. D. *Desenvolvimento humano.* 8. ed. Porto Alegre: Artmed, 2006. p. 520.

[205] LIEVEGOED, B. *Fases da vida*: crises e desenvolvimento da individualidade. São Paulo: Antroposófica, 1994. *Passim.*

[206] ERIKSON, E. H. *O ciclo de vida completo.* Porto Alegre: Artes Médicas, 1998. *Passim.*

> Mas não devemos esquecer que só bem pouquíssimas pessoas são artistas da vida, e que a arte de viver é a mais sublime e a mais rara de todas as artes. [...]. Assim, quantas coisas na vida não foram vividas por muitas pessoas - muitas vezes até potencialidades que elas não puderam satisfazer, apesar da sua vontade - e assim se aproximam do limiar da velhice com aspirações e desejos irrealizados que automaticamente desviam o seu olhar para o passado.[207]

Segundo a Psicologia Analítica, na primeira metade da vida ocorre o desenvolvimento do ego, voltado para a consciência. Aparecem as personas e as sombras. A totalidade psíquica fica em segundo plano e é substituída pelo princípio dual dos opostos, entre consciente e inconsciente, rompendo-se de algum modo com a entrada na metanoia - crise intensa que comparece diante de angústias - que nos convida à caminhada rumo ao self. A segunda metade da vida geralmente é marcada pelo processo de individuação. Pode ocorrer a síntese de fatores que envolvem o consciente e o inconsciente pessoal e coletivo, formando a totalidade da personalidade.

De modo geral, hoje os idosos são amparados com mais possibilidades quando o assunto é saúde e qualidade de vida. A gerontologia, ciência que estuda o envelhecimento sob os aspectos social, psicológico, econômico, ético, legal, ambiental e de políticas de saúde, bem como a geriatria, que cuida dos aspectos preventivos, curativos à saúde dos idosos. Envelhecer envolve um processo dinâmico, progressivo e irreversível. Tais olhares se voltam para a idade biológica e cronológica, idade psicológica e idade social, que abrangem aspectos importantes, como autonomia e independência, as possibilidades em relação ao tempo, o relacionamento com o mundo e sua história. Uma das grandes angústias dos idosos que buscam a psicoterapia é a limitação da capacidade de decisão, de comando e de escolha, que restringem a realização de atividades com os meios intelectual, físico, financeiro e afetivo. Outra queixa frequente é a de sentirem-se sozinhos, sem alguém que escute e compreenda suas necessidades. As patologias que aparecem podem ser transformadas em aspectos saudáveis pela ressignificação de padrões que resultem em manutenção da autonomia e possibilitem o máximo de independência. Em 1985, o grupo de samba Fundo de Quintal trouxe-nos a música "Realidade": "Quando a idade chegar, não deixe transparecer rancor. Se a pele enrugar, sorria, são rugas de amor [...]. Apesar dos pesares, brotou

---

[207] JUNG, C. G. *A natureza da psique*. Petrópolis: Vozes, 2013. § 789.

sementes que você plantou. Outro dia virá..."[208] Nesse sentido, o tempo de *Kairós* estará cada vez mais presente, permitindo o surgimento de novos significados para a existência.

De acordo com várias estatísticas, os problemas geriátricos mais comuns são: imobilidade com quedas, incontinência, insônia, infecção, iatrogenia, interação farmacológica, insuficiência cognitiva, déficit nutricional e desidratação, déficit imunológico, déficit visual e auditivo. Coincidência ou não, a maior parte das doenças iniciam com as letras "d" e "i", apontando para problemas de deficiência e incapacidade, que nos levam à dependência dos outros. De acordo com a psicossomática, o adoecimento geralmente está interligado com fatores predisponentes e fatores desencadeantes da natureza humana. O eixo psiconeuroendocrinoimunologia, palavra longa, que simbolicamente sugere uma longa caminhada, em que o estresse crônico acelera o envelhecimento e o surgimento de doenças neurodegenerativas, muitas vezes vistas como um luto em vida, ao percebermos os nossos entes queridos em desintegração progressiva da personalidade. E sobre os fatores desencadeantes, Jung dizia:

> Depois de haver esbanjado luz e calor sobre o mundo, o sol recolhe seus raios para iluminar-se a si mesmo. Em vez de fazer o mesmo, muitos indivíduos idosos preferem ser hipocondríacos, avarentos, dogmatistas e *laudatores temporis acti* (louvadores do passado) e até mesmo eternos adolescentes.[209]

Por outro lado, muitos idosos gozam de saúde excepcional, que envolve a harmonia entre os sistemas nervoso, endócrino e imunológico, genética, estilo de vida saudável, espiritualidade e mecanismos psicológicos adequados, o que abrange recursos de enfrentamento, boa rede de apoio e resiliência diante das dificuldades.

Envelhecer não é só um fator pessoal. Precisamos cada vez mais do compromisso social, institucional e de políticas públicas que beneficiem e protejam os idosos. Nessa sociedade desigual e discriminatória, cada vez mais eles são cuidadores de filhos adultos, netos ou bisnetos. Alguns continuam trabalhando fora de casa, limitando a sua qualidade de vida, no momento em que a vida requer estilos mais saudáveis, que incluam investimento em cuidados e lazer. Em alguns casos, ocorre o abandono e o abuso por parte de familiares, retirando dos idosos o dinheiro que possuem. Da mesma forma,

---

[208] FUNDO DE QUINTAL. *Realidade.* Seja sambista. Rio de Janeiro: RGE, 1984.

[209] JUNG, C. G. *A natureza da psique.* Petrópolis: Vozes, 2013. § 785.

alguns cuidadores também deixam de exercer os cuidados necessários, o que faz que eles se sintam cada vez mais sozinhos e desprotegidos. Consequentemente, com o declínio de alguns aspectos vitais e sem os cuidados necessários, as doenças podem aparecer e a morte se antecipar. A morte para muitos ainda é algo difícil de conceber e, segundo Jung, aspectos da vida psíquica estão presentes na dualidade viver e morrer: "Tenho observado que aqueles que mais temem a vida quando jovens, são justamente os que mais têm medo da morte quando envelhecem".[210]

Por isso, assim como na alquimia, diferentes etapas nos envolvem desde o nascimento até a velhice. A nigredo pode ser comparada com as noites escuras da alma, em que aparece o sentimento de fundo do poço, a necessidade do pesado e o difícil de ser limpo e purificado, que são as queixas e o sofrimento que precisam de um novo sentido e significado. Albedo é como a aurora, o amanhecer, onde o que não serve mais vai embora, representada pela candura e castidade e é também a fase reflexiva, de distanciamento e de maior consciência. A rubedo é a fase de maior equilíbrio, que envolve o sangue que circula, a vida que contagia o novo ser, podendo ser considerada como renascimento e renovação. Simbolicamente, é a transformação em ouro, que também pode ser compreendida, na linguagem junguiana, como função transcendente, função psíquica que se origina na tensão criada entre consciente e inconsciente, num movimento de integração dos opostos, que resulta em harmonização.

Assim sendo, a terceira idade não precisa ser marcada por um processo de sofrimento desnecessário e pela simples reprodução de conhecimentos, como aparece simbolicamente no Arquétipo do Velho Sábio, representado por Cronos, o deus do tempo, o pai distante e hostil, o ancião que evita contato com outras pessoas por receio de que desafiem a sua autoridade e que apresenta dificuldade em expressar emoções.[211] Ainda metaforizando, Cronos pode se unir a Reia, a mãe de todos os deuses, filha de Urano (céu) e a Gaia (terra), contribuindo com o fluir da vida.

Em outras palavras, o envelhecimento de forma saudável envolve um propósito de vida, um objetivo maior para viver, um projeto de autoconhecimento que favoreça o servir, assim como fez Jung, que produziu um grande legado, principalmente durante o envelhecimento, criando condições para sucessores darem continuidade. E isso pode acontecer em

---

[210] *Idem. A natureza da psique*. Petrópolis: Vozes, 2013. § 797.

[211] BRANDÃO, J. S. *Mitologia Grega*. Petrópolis: Vozes, 1986. V. 1. *Passim*.

diferentes áreas e em diferentes contextos. Envelhecer inclui um chamado para compreendermos e expressarmos o que é necessário a serviço de algo maior, que analogicamente abrange muitas mortes e renascimentos em vida. "É preciso saber viver", nas vozes de Roberto Carlos, Erasmo Carlos ou Titãs, é um convite para escolhas saudáveis no presente, que também nos beneficiem no futuro: "Toda pedra no caminho, você pode retirar. Numa flor que tem espinhos, você pode se arranhar. Se o bem e o mal existem, você pode escolher".[212] Na terceira idade podemos transitar entre perdas e ganhos, com movimentos cíclicos de vida em transcendência.

3.1.9 Vida, morte e luto: finitude e completude que se entrelaçam

A morte é algo que parece estar bem distante da nossa realidade. Em nosso imaginário, acreditamos que seguimos o fluxo da vida, como outras coisas da natureza, ou seja, nascemos, crescemos, tornamo-nos adultos, aos poucos envelhecemos e finalmente morreremos, preferencialmente com muita saúde e bem velhos. É o que projetamos para a nossa vida. Na prática, a morte pode ocorrer em todas etapas da vida humana, em diferentes situações e por várias causas. Para compreendermos a morte na velhice, Jung utilizou uma metáfora, comparando a vida humana ao ciclo solar:

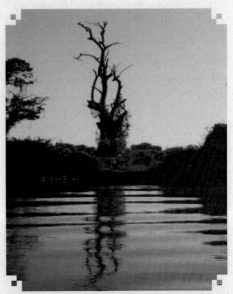

Fotografia 14 - Finitude e completude
Fonte: a autora.

> De manhã, o sol se eleva do mar noturno do inconsciente [...]. Precisamente ao meio-dia, o sol começa a declinar e este declínio significa uma inversão de todos os valores e ideais cultivados durante a manhã [...] A luz e o calor diminuem e por fim se extinguem.[213]

---

[212] CARLOS, Roberto; CARLOS, Erasmo. *É preciso saber viver*. WEA, 1998.
[213] JUNG, C. G. *A natureza da psique*. Petrópolis: Vozes, 2013. § 778.

Aceitar a finitude nos propicia a possibilidade de vivermos cada etapa da nossa vida de forma plena (Fotografia 14).

A morte é estudada pela tanatologia, compreendendo causas, circunstâncias, fenômenos e repercussões jurídico-sociais. Da mesma forma, alguns estudos da ciência buscam entender o sentido dos fenômenos da quase-morte, que se caracterizam por percepções e sensações de tranquilidade, luz radiante, pura e intensa, experiências fora do corpo, entrando em outra realidade ou dimensão e encontro com seres espirituais. O que Jung pensou sobre a morte? Após um infarto cardíaco em 1941, Jung teve vários sonhos e visões que contribuíram para transformações que ocorreram em sua vida. Envolveu-se com estudos sobre o enfrentamento do medo da morte, estudou os sonhos de clientes e nos deixou várias indagações de caráter misterioso sobre a morte, envolvendo acontecimentos sincrônicos. Ele percebeu nos sonhos que antecederam a morte a função de elaboração e tomada de consciência do indivíduo para lidar com ela e também nos trouxe a ideia de que os símbolos religiosos provêm de uma camada profunda da psique inconsciente. Igualmente, enfatizou que primeiro ocorre o processo de individuação, promovendo o encontro do ego com o self e, somente após o alcance dessa meta, sucede a morte: "O homem que envelhece - quer queira quer não - prepara-se para a morte. Por isto eu penso que a própria natureza se prepara para o fim".[214] Diante dessa realidade, que para muitos é geradora de angústias, problemas e conflitos, as expressões criativas vêm de encontro à forma de facilitar a elaboração sobre a nossa finitude e completude. Elas podem se manifestar em forma de música, dança, pintura, escultura, teatro, literatura, cinema, fotografia, poesia, histórias e arte digital e, de alguma forma, as envolvo nessa ampliação, favorecendo a compreensão da vida, morte e luto.

Morte, falecimento, óbito, desencarne e passamento são palavras bem diferentes, que representam a mesma coisa. Envolvem cerimônias de luto, práticas funerárias em que os corpos são cremados, enterrados ou transformados em adubo para jardins, ideia que parece estranha, mas com crescimento de adesões e testes, principalmente nos EUA. Ocorrem por diversos motivos e a morte natural se apresenta na velhice, definidas pela medicina como morte clínica, morte cerebral ou parada cardíaca irreversível. Na iconografia ocidental, ela é representada como uma figura esquelética vestida de manta negra, com capuz e uma foice. Para homenagearmos os

---

[214] *Ibidem*, § 808.

mortos, celebramos o Dia dos Finados e, para suavizarmos a morte, usamos expressões populares, de acordo com as suas diferentes causas, influenciados pela cultura local. Bater as botas significa morrer ou falecer. Acordar com a boca cheia de formigas e virar presunto lembra assassinato. Vestir o paletó de madeira ou visitar o freezer do IML são linguagens utilizadas por alguns humoristas sobre o tema. Por outro lado, crescem as práticas de doação de órgãos após a constatação de morte, e o transplante de órgãos salva muitas vidas, o que nos leva a refletirmos sobre a possibilidade de servirmos ao próximo, ainda que na condição de mortos.

Mesmo sabendo que a morte é a única certeza que temos durante a vida, muitas inquietações surgem sobre seus mistérios. O que é morrer? Existe vida além da morte? Nesse sentido, diferentes linhas filosóficas e correntes religiosas creem na ressurreição, outras acreditam na reencarnação e também, para algumas pessoas, a morte é vista como fim. Entre tantas crenças, a morte geralmente indica passagem e transformação, como a morte de Cristo, ponto máximo da fé cristã e a sua ressurreição permite pensar em vida eterna ou a vitória sobre a morte, sendo para os católicos a caminhada de encontro à eternidade. No espiritismo, é apenas uma passagem para a verdadeira vida, o que possibilita a reencarnação. Para os cristãos evangélicos, é um fenômeno natural e acontece apenas uma vez. Parte do ciclo da vida, a morte é vista com naturalidade para o judaísmo. Para os budistas, é um limiar, uma passagem, em que o espírito pode se iluminar ou retornar pelo renascimento. Para grande parte dos filósofos, ela pode ter diversos significados, como a ideia de que diferentes mortes ocorrem durante a vida, sendo a morte física um ritual de passagem sem retorno. Na tradição do candomblé, é passagem para uma outra vida, podendo haver ou não retorno ao mundo dos vivos. No Tarot, o arcano XIII, é uma representação da morte não necessariamente física, simbolizando a transformação. Na alquimia, a mais negativa das operações é a *mortificatio*. De acordo com Edinger, ela está relacionada ao negrume, que em termos psicológicos se refere à sombra: "Está vinculada ao negrume, à derrota, à tortura, à mutilação, à morte e ao apodrecimento. Todavia, essas imagens sombrias com frequência levam a imagens altamente positivas - crescimento, ressurreição, renascimento."[215]

Os filmes também retratam a morte e o processo de luto em diferentes contextos. A lista é grande, porém vou citar alguns que são especiais: "Para sempre", "O segundo sol", "Manchester à beira-mar", "Pronta para amar",

---

[215] EDINGER, E. *Anatomia da psique*: o simbolismo alquímico na psicoterapia. São Paulo: Cultrix, 2006.Edinger, 2006. p. 166.

"Cake: uma razão para viver", "Ghost: do outro lado da vida", "O rei leão", "A garota dinamarquesa", "Amor por direito", "Um momento pode mudar tudo", "Olhos da justiça", "A culpa é das estrelas", "Como eu era antes de você", "Elsa & Fred". São histórias envolventes que agregam experiências emocionais sob diversos olhares, possibilitando a integração do antagonismo morte e renascimento.

A mitologia grega nos trouxe vários seres do mundo inferior para entendermos a morte.[216] De forma resumida, Hades é o mais famoso habitante do mundo inferior, considerado o deus das profundezas e do mundo dos mortos. Perséfone, a rainha do Hades, foi levada por ele para o mundo inferior e juntos passaram a reinar sobre todo aquele domínio. De forma idêntica, Tártaro é a representação das profundezas do mundo inferior. Empusa seduzia suas vítimas e depois roubava-lhes toda a energia até definharem. As Erínias, Megera, Tisífone e Alecto representam a vingança e o castigo do submundo. Érebo, a escuridão, é a personificação das trevas e é considerado um dos maiores inimigos de Zeus. Nix é uma das mais poderosas e importantes deusas primordiais, representando a noite. Hécate, a feiticeira, é a deusa das encruzilhadas, da bruxaria, da magia negra. Hermes é considerado um dos deuses do submundo, pois era dele a tarefa de guiar os mortos no mundo de Hades. Hermes é uma das únicas divindades que têm livre acesso a qualquer um dos lugares do mundo mitológico, conduz as almas dos mortos do mundo dos vivos ao mundo subterrâneo. Por fim, Tânato, a divindade que personifica a morte não violenta, ou seja, a passagem natural de desencarnação.

Durante o período em que cursei a faculdade de psicologia, várias mortes físicas de pessoas próximas ocorreram. Entre elas, a morte da minha mãe, depois de longo processo de enfrentamento do câncer. Em seguida, frequentei aulas de uma disciplina sobre saúde, cuidados paliativos e morte. Entre várias temáticas, a mais marcante foi a de como os cuidados paliativos auxiliam no processo de morte humanizada, envolvendo a garantia da melhor qualidade de vida do paciente e também dos seus familiares. Ainda nos deparamos com os casos designados "FPT" (fora de possibilidades terapêuticas) nos hospitais, e muitos doentes e idosos morrem entubados e sem a presença de familiares. Segundo Menezes, pode-se buscar uma boa morte, em decorrência de uma significação da vida como um bem: "Ao compreender a morte como 'passagem para algo melhor', ou para um

---

[216] BRANDÃO, J. S. *Mitologia Grega*. Petrópolis: Vozes, 1986. V. 1. *Passim.*

novo 'nascimento', o paliativista aproxima-se da parteira ou do obstetra. O tempo para morrer é comparado ao tempo necessário ao nascimento."[217] Dessa forma, o doente e os seus familiares poderão ressignificar o sentido e o significado de vida e da morte, com o auxílio da equipe multidisciplinar de paliativistas.

O arquétipo morte mobiliza o fim, a perda e o luto e envolve a função psíquica de varrer o que passou e preparar o lugar para o novo, simbolicamente representada pelo fechar e abrir, promovendo o renascimento psíquico. Com isso, podemos refletir sobre quantas mortes ocorrem em nossas vidas, durante todas as fases de desenvolvimento, antes mesmo da morte física. Usando a simbologia de uma viagem de trem, Raul Seixas, com a música "O trem das sete" falou sobre partir: "Ói, é o trem, não precisa passagem nem mesmo bagagem no trem. Quem vai chorar, quem vai sorrir? Quem vai ficar, quem vai partir?"[218]. De forma idêntica, Frank Sinatra, com a eterna música "My way", rememora as passagens de uma última vida, exaltando valores como a verdade e a vontade:

> Eu vivi uma vida completa. Eu viajei por toda e qualquer estrada. E mais, muito mais que isso. Eu fiz isso do meu jeito. Arrependimentos, tenho alguns. Mas então novamente, muito poucos a citar. Eu fiz o que eu tive que fazer.[219]

De forma semelhante, no campo da poesia, Mario Quintana retrata a morte em versos:

> O encanto de viajar está na própria viagem. A partida e a chegada são meras interrupções num velho sonho atávico de nomadismo. Por outro lado, dizem todas as religiões que estamos de passagem no mundo. E isto é que faz querermos tanto a esta vida passageira.[220]

Quem não se lembra de Steve Jobs? Homem de grandes habilidades, dono de uma grande fortuna, em 2005 fez um discurso aos formandos da Universidade de Stanford, com as seguintes reflexões:

> Lembrar que estarei morto em breve é a ferramenta mais importante que já encontrei para me ajudar a tomar grandes decisões.

---

[217] MENEZES, R. A. *Em busca da boa morte:* antropologia dos cuidados paliativos. Rio de Janeiro: Garamond: Fiocruz, 2004. p. 174.

[218] SEIXAS, R. *O trem das sete.* Gita. Philips Records, 1974.

[219] SINATRA, F. *May Way.* Los Angeles, 1968.

[220] QUINTANA, M. *Mario Quintana:* poesia completa em um volume. Organização de Tania Franco Carvalhal. Rio de Janeiro: Nova Aguilar, 2005. p. 706.

> Porque quase tudo - expectativas externas, orgulho, medo de passar vergonha ou falhar - caem diante da morte, deixando apenas o que é apenas importante. Não há razão para não seguir o seu coração. Lembrar que você vai morrer é a melhor maneira que eu conheço para evitar a armadilha de pensar que você tem algo a perder. Você já está nu. Não há razão para não seguir seu coração.[221]

Morte é parte da vida e requer transformações. De um modo geral, o luto envolve cinco fases (negação, raiva, negociação, depressão e aceitação), que não podem ser vistas de forma categórica. As patologias são uma expressão da psique do ser humano único, complexo e integral. Para nos mantermos vivos ou promovermos um processo de cura, é preciso termos um propósito de vida. A forma como encaramos a morte nos mostra como vivemos nossa vida. Jung já dizia: "O velho que for incapaz de se separar da vida é tão fraco e doentio quanto o jovem que não é capaz de construí-la".[222] O medo, o desespero ou o terror nos permitem pensar que há algo de errado no processo de individuação. Nesse sentido, cabe uma reflexão trazida por Neumann: "incita a esse movimento para diante, e, se necessário, o realiza com força inexorável".[223] Jung manifestou ter alcançado seu propósito de vida com um sonho nos seus últimos dias de vida, em que via uma grande pedra redonda colocada sobre um pedestal elevado, com a seguinte inscrição: como sinal da tua totalidade e da tua unidade, anunciando a conclusão de sua obra e a proximidade de sua morte. Em seguida, com quase 86 anos, no dia 6 de junho de 1961, morreu serenamente em sua casa.

A morte pode ser a realização plena do sentido e significado da vida, com alcance das metas individuais e coletivas, que aparecem nas inscrições das lápides dos túmulos, escritas em placas de mármore ou metal denominadas epitáfio. Nesse sentido, a música "Epitáfio" dos Titãs traz várias sentenças que nos ensinam sobre como consagrar mais a vida, em todas as dimensões. Concluo minhas ampliações sobre a morte com esses ensinamentos:

> Devia ter amado mais, ter chorado mais, ter visto o sol nascer. Devia ter arriscado mais e até ter errado mais, ter feito o que eu queria fazer. Queria ter aceitado as pessoas como elas são. Cada um sabe a alegria e a dor que traz no coração.

---

[221] JOBS, S. *Transcrição completa do discurso*. Disponível em: https://Steve Jobs – macmagazine.uol.com.br › post › 2008/12/12 › transcricao-completa. Acesso em: 20 fev. 2022

[222] JUNG, C. G. *A natureza da psique*. Petrópolis: Vozes, 2013. § 792.

[223] NEUMANN, E. *O medo do feminino*: e outros ensaios sobre a psicologia feminina. São Paulo: Paulus, 2000. p. 228.

O acaso vai me proteger enquanto eu andar distraído. O acaso vai me proteger enquanto eu andar. Devia ter complicado menos, trabalhado menos, ter visto o sol se pôr. Devia ter me importado menos com problemas pequenos, ter morrido de amor. Queria ter aceitado a vida como ela é. A cada um... (TITÃS, 2002).[224]

---

[224] TITÃS. Epitáfio (canção). Abril Music, 2002.

CAPÍTULO IV

A alquimia e o processo de psicoterapia

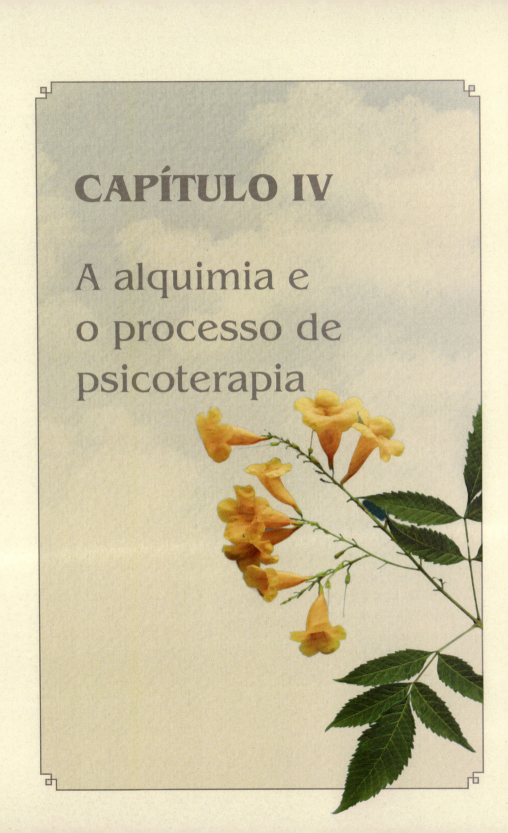

4.1 A ALQUIMIA

> Eu, alquimista de mim mesmo. Sou um homem que se devora? Não é que vivo em eterna mutação, com novas adaptações a meu renovado viver e nunca chego ao fim de cada um dos modos de existir. Vivo de esboços não acabados e vacilantes. Mas, equilibro-me como posso, entre mim e eu, entre mim e os homens, entre mim e o Deus. É curioso como não sei dizer quem sou. Quer dizer, sei-o bem, mas não posso dizer. Sobretudo tenho medo de dizer por que no momento em que tento falar não só não exprimo o que sinto como o que sinto se transforma lentamente no que eu digo.[225]

A alquimia está em tudo! Razão pela qual elaborei um capítulo especial para ampliar esse conhecimento. Anteriormente, a trouxe de forma sutil nos ensaios e agora pretendo aprofundá-la. A alquimia é um processo de integração de vários elementos para o alcance de algo maior, a opus alquímica, que na linguagem junguiana denominamos de processo de individuação. O tempo inteiro lidamos com uma variedade de elementos, na tentativa de harmonizarmos polaridades. Durante a minha especialização em psicologia analítica junguiana, elaborei a monografia com o título "Psicologia junguiana na contemporaneidade - alquimia e psicoterapia, a arte da transformação", que me proporcionou ampliação da temática. O objetivo foi estudar os principais conceitos que envolvem a alquimia e a psicoterapia, sobretudo as fases e as operações do processo alquímico e compreender a formação do vaso psicoterapêutico como processo de construção da relação anímica entre psicoterapeuta e cliente. A linha de problematização buscou focar nisso, ou seja, se as fases e as operações da alquimia se estabelecem durante o processo de psicoterapia, que envolve a transformação da prima matéria (conteúdos trazidos pelo cliente) em ampliação da consciência, promovendo assim a opus alquímica, a integração e ressignificação de conteúdos internos para o alcance da individuação.

4.1.1 Um pouco da história da alquimia

A história da alquimia é complexa. Irei apresentar o conteúdo de forma bem resumida, a fim de facilitar a compreensão da sua evolução e da sua importância em nossas vidas. De acordo com diferentes estudos,

---

[225] LISPECTOR, C. *Um sopro de vida*: Pulsações. Rio de Janeiro: Nova Fronteira, 1978. p. 66.

especialmente de Hutin (2017), a alquimia surgiu na China antiga em torno de 3.700 anos e chegou ao ocidente trazida pelos gregos, desenvolvida pelos árabes e alcançando o auge durante o Renascimento.[226] Os alquimistas foram os precursores dos químicos e seu trabalho nos laboratórios era fazer ou controlar condições que a natureza levaria anos para concretizar, obtendo assim o elixir da longa vida. Para tanto, certas virtudes, como paciência, coragem e dedicação, eram fundamentais.

O grande marco na história da alquimia foi o surgimento de Hermes Trismegisto no Século VI, rei egípcio, que era altamente respeitado por sua sabedoria e habilidade com as coisas da natureza. Sua obra, a *Tábua da Esmeralda*, continha uma fórmula secreta que posteriormente ficou conhecida como O *Caibalion*, que deu origem à alquimia com a linguagem simbólica de realizar a transmutação dos metais em ouro. Todos os alquimistas penduravam uma cópia dela no lugar onde praticavam sua arte, que apresentava um processo em sete etapas para alcançar o objetivo da tábua.

Também de grande importância, os alquimistas europeus, que no Século VIII eram vistos como magos. Os reis e os nobres os contratavam para fazer ouro, no alcance da pedra filosofal. Eles fomentaram as ideias de química e de astronomia. Já os alquimistas árabes, no Século X, desenvolveram técnicas de laboratório e foram os primeiros a produzir óleo combustível a partir do petróleo e descobriram várias substâncias químicas, perfumaria, sabão, fornos, funis, peneiras, alambique e destilador. Avicena, por sua vez, médico e filósofo, no século XI, introduziu a experimentação e quantificação e descobriu a natureza contagiosa das doenças, a influência do clima e do ambiente sobre a saúde. Roger Bacon fazia parte da ordem dos franciscanos e foi pioneiro na estruturação do método experimental para validar experiências. Foi condenado à prisão, pois se tornou impopular perante a igreja.

Grandes mudanças ocorreram a partir de 1330. Nicolas Flamel foi o alquimista francês mais conhecido no mundo, por ser o primeiro e único a criar a pedra filosofal. Paracelso, em 1490, foi o pioneiro da química médica e sintetizou o processo em três princípios: mercúrio (volátil), enxofre (denso) e sal (fixação). No Século XVI, surge a "indústria química", com a demanda cada vez mais crescente por substâncias como álcool e ácidos. Robert Boyle, em 1662, valorizou a experimentação e é considerado por alguns pesquisadores como o "Pai da química moderna" e traçou a distinção entre Alquimia e Química.

---

[226] HUTIN, S. *História geral da alquimia*. São Paulo: Pensamento, 2017. *Passim*.

4.1.2 Estudos de Jung e junguianos sobre a alquimia

Carl Gustav Jung estudou alquimia por mais de 15 anos e a trouxe para um patamar psicológico e de encontro máximo com a singularidade, que resultou em forma do livro *Psicologia e Alquimia*. Primeiramente Jung estudou os gnósticos e em 1926 teve um sonho que anunciava seu encontro com a alquimia. Em 1928, Richard Wilhelm enviou-lhe o texto *O segredo da flor de ouro* baseado na alquimia chinesa, e fez com que se aproximasse da essência da alquimia. Jung adquiriu todos os livros sobre o tema e ao mesmo tempo, durante anos, estudou sonhos de um cliente e também descobriu que na Idade Média, para não serem queimados, os alquimistas usavam imagens e as registravam simbolicamente. Nesse momento, Jung percebe que a psique funciona por imagens: "Vi logo que a psicologia analítica concordava singularmente com a alquimia. As experiências dos alquimistas eram minhas experiências, e mundo deles era, num certo sentido, o meu."[227] Dessa forma, para Jung, todo o processo alquímico, construído ao longo dos séculos, vem de encontro ao processo de psicoterapia, que está a serviço da psique.

Para compreendermos a alquimia, é necessário entendermos algumas palavras importantes. Entre elas, as sete operações alquímicas, que são os principais componentes da transformação alquímica. Elas envolvem uma linguagem metafórica da alquimia e o objetivo é gerar estados de alma. As sete principais operações são *calcinatio, solutio, coagulatio, sublimatio, mortificatio, separatio* e *coniunctio*. Em termos gerais, a *calcinatio* é a operação que pertence ao fogo e nesse processo ocorre o aquecimento de um sólido, com o objetivo de volatizar e o que fica é um pó seco. A *solutio* é a operação que pertence à água, que transforma um sólido em líquido, e esse sólido é absorvido e solvido para ocorrerem transformações. *Coagulatio* é a operação que pertence à terra e transforma as coisas em sólido por meio de resfriamento e envolve a incorporação do ego com a relação do si-mesmo. A *sublimatio* é a operação que pertence ao ar, em que um sólido é aquecido e entra no estado gasoso, tomando a direção do alto. A *mortificatio* faz referência à experiência de morte e está associada ao negrume, ao que está na sombra, em forma de derrotas e impossibilidades. A *separatio* envolve a separação ou destilação de compostos por meio dos processos químicos e físicos, dividindo, volatizando, liberando vapor, destilando as substâncias. Por último, a *coniunctio*, considerada a tintura, a essência, o ouro ou o ponto

---

[227] JUNG, C. G. *Memórias, sonhos e reflexões*. Rio de Janeiro: Nova Fronteira, 1986. p. 181.

culminante da opus alquímica. Nela ocorre a integração sol e lua, positivo e negativo, bem e mal, luz e sombra, extrovertido e introvertido, a suprema realização. Assim, afirma Jung, "a base da alquimia é a obra (opus)".[228]

De modo simbólico, a *Montanha dos Adeptos* **é** uma gravura que se encontra no livro Alquimia, de Marie-Louise Van Franz, e expressa um tratado que permite maior compreensão das sete etapas, sendo que em cada degrau, aparece uma das operações, no alcance da opus.[229] No fundo aparece água, simbolizando o inconsciente, que envolve trabalho feito de forma lenta, dentro do laboratório. A Fênix é o símbolo da personalidade renovada, que renasce das próprias cinzas e da transformação, que calcina para renascer. A abóbada prata, lua, ouro e sol representa a integração dos opostos masculino e feminino. O zodíaco, ao fundo, significa a duração do processo e os elementos do tarot, o processo de transformação. Os quatro elementos na periferia indicam a totalidade. Terra, fogo, água e ar, uma mandala em quadratura! O homem vendado indica a busca vacilante da verdade e que a luz verdadeira não vem de fora. O caminho certo é mostrado pelo investigador, seguindo seus instintos naturais para encontrar a sabedoria. O coelho é símbolo da fertilidade e a flor de lírio, planta da morte, representa a mudança do estado de consciência.

Para o alcance da opus alquímica, é necessário que a prima matéria seja submetida a uma série de operações para sua purificação, como vimos anteriormente, passando pelas fases nigredo, albedo e rubedo. De acordo com Jung, os quatro estágios com cores mencionadas em Heráclito - melanosis (pretejamento), leukosis (embranquecimento), xanthosis (amarelamento) e iosis (avermelhamento) - com o passar do tempo transformaram-se em nigredo, albedo, rubedo e permeiam as sete operações.[230] A nigredo pode ser comparada com as noites escuras da alma, com o sentimento de fundo do poço, o pesado e difícil que precisa ser limpo e purificado, que são as queixas e o sofrimento que o cliente apresenta. A albedo é como a aurora, o amanhecer, onde o que não serve vai embora, representada pela candura e castidade e é também a fase reflexiva, de distanciamento e de maior consciência. A rubedo é a fase de maior equilíbrio, que envolve o sangue que circula, vida que contagia o novo ser, podendo ser considerada como renascimento e renovação. Simbolicamente, é a transformação em ouro e o

---

[228] *Idem. Psicologia e alquimia.* Petrópolis: Vozes, 1994. § 401.

[229] VON FRANZ, M.-L. *Alquimia*: introdução ao simbolismo e à psicologia. São Paulo: Cultrix, 1980. p. 2.

[230] JUNG, C. G. *Psicologia e alquimia.* Petrópolis: Vozes, 1994. § 333.

quinto elemento, diferenciado dos demais, é a quintessência, que representa o equilíbrio entre todos os elementos.

Vindo ao encontro, Von Franz evidencia outro conteúdo importante, "o ovo filosófico, que é, simultaneamente, o berço e recipiente das novas atitudes, simbolizadas pelo objetivo alquímico da coniunctio, a união dos opostos masculino e feminino, consciência e inconsciente, etc.".[231] Alcançar a Pedra Filosofal era o objetivo do procedimento alquímico, que pode ser compreendido como um símbolo do si-mesmo, o centro unificador da psique total, consciente e inconsciente, a imago Dei.

A partir do entendimento de Jung e de autores junguianos, alquimia é a ferramenta para estabelecer ligação anímica entre psicoterapeuta e cliente, seguindo os passos da alma e iluminando a sombra. Ela é metafórica, é símbolo transformador de energia que cura, em contínuo processo de dissolver e coagular, ciclo evolutivo da ampliação da consciência, que promove morte e renascimento. Sem fogo e sem energia, nada se transforma, e o ouro alquímico é a essência do processo. É a transformação da alma para atingir a essência, que é o amor.

4.1.3 O processo de psicoterapia e a alquimia

A alquimia e a psicoterapia envolvem a arte da transformação. A Psicologia Analítica busca a transformação do indivíduo por meio da movimentação da sua psique, tornando conscientes seus conteúdos inconscientes, resultando em um ser menos fragmentado e em maior harmonia com sua alma. Do mesmo modo, uma profunda transformação somente se processa a partir da relação verdadeira entre psicoterapeuta e cliente, denominado de vínculo psicoterapêutico, que permeia o processo de relação dialética. Segundo Jung, para que esse processo ocorra da melhor forma possível, todo psicoterapeuta deve ter orientação de um terceiro para que ocorra um outro ponto de vista. Nesse contexto, o processo de psicoterapia envolve a transformação do indivíduo. Não existe método específico com regras estabelecidas para investigação dos processos psicológicos, porém os mais utilizados são a associação de palavras, a análise dos sonhos e a imaginação ativa. Nessa conexão afetiva relacional podem ocorrer resistências, transferências e contratransferências.

---

[231] VON FRANZ, M.-L. *Alquimia*: introdução ao simbolismo e à psicologia. São Paulo: Cultrix, 1980, p. 1.

É importante ressaltar que o processo de psicoterapia é cíclico. Jung, ao falar dos problemas da psicologia moderna, questionava a visão mecanicista e a nomenclatura médico-biológica, obra começada pelos alquimistas, porém didaticamente arriscou-se em dividir o processo de psicoterapia em quatro etapas: confissão (catarse), esclarecimento (luz e compreensão), educação (tudo tem sentido) e transformação (catarse até êxtase).[232] Metaforicamente, é um processo que envolve as estações primavera, verão, outono e inverno e os ciclos da natureza água, fogo, terra e ar. Na prática, o psicoterapeuta auxilia o cliente a revisitar seu interior para reformular a sua vida em busca da quintessência. Jung afirma: "A educação vem por fim, e mostra que uma árvore que cresceu torta não endireita com uma confissão, nem com o esclarecimento, mas ela só pode ser aprumada pela arte e técnica de um jardineiro."[233] O jardineiro, no caso, é o psicoterapeuta aprumando o fogo para a arte de transformação.

Para ampliar, a partir da leitura de diferentes autores junguianos, pode-se afirmar que o vaso alquímico é o lugar onde é colocada a prima matéria para ser transformada e envolve a arte de controlar o fogo. Os alquimistas o denominavam de crisol, lugar onde se produz crise para encontrar a pedra filosofal, cujo processo de transformação ocorria nos laboratórios. Hillman afirma que alquimista e o corpo metálico se juntam no alambique para realizarem o processo:

> É claro que o laboratório, o forno, os alambiques e as retortas, os co-trabalhadores são invenções imaginárias tanto quanto fenômenos materializados. Você é o laboratório; você é o vaso e a coisa sendo cozinhada. Assim, também o fogo é um calor invisível, um calor psíquico que clama por combustível, lugar arejado e consideração amorosa constante.[234]

Para maior compreensão, irei denominar o vaso alquímico de vaso psicoterapêutico. A partir das ideias dos alquimistas e trazendo para a realidade do consultório, o vaso psicoterapêutico é construído na relação entre cliente e psicoterapeuta. Ambos entram no vaso e ambos saem transformados. Nesse contexto, três sentimentos são construídos: valorização, pertencimento e segurança. O vínculo produz movimento de energia psíquica para transformar o sofrimento - prima matéria - promovendo desafios e conquistas. No vaso psicoterapêutico protegido e pronto, acende-se o fogo

---

[232] JUNG, C. G. *A prática da psicoterapia*. Petrópolis: Vozes, 2013. § 122.

[233] *Ibidem*, § 153.

[234] HILLMAN, J. *Psicologia alquímica*. Petrópolis, RJ: Vozes, 2011. p. 35.

para que ocorra a transformação. Quanto mais integrações, mais transformações e mais evolução no processo de desenvolvimento.

Para aprofundar ainda mais a questão do vínculo, Jung nos remete a outro aspecto importante: "Muito mais forte do que suas frágeis palavras é a coisa que você é. O paciente é impregnado pelo que você é. Pelo seu ser real e presta pouca atenção ao que você diz."[235] É pelo fogo que os complexos são transformados, liberando energia psíquica gradativamente. Alquimistas e psicoterapeutas precisam ter fogo próprio e dosar a arte do fogo para realizar as transformações necessárias.

Vindo ao encontro, cito a filosofia hermética, também conhecida como *O Caibalion*, que envolve sete princípios e seu objetivo era a transmutação mental: mentalismo, correspondência, vibração, polaridade, causa e efeito, ritmo e gênero. Dessa forma, ajudar o indivíduo a passar pelos exercícios dos princípios do *Caibalion* o torna menos centrado na própria neurose ou sintoma, o que também pode ser visto como arte de transformação. A psicoterapia analítica junguiana, com bases na filosofia hermética, favorece a integração de polos e o processo ocorre de forma simultânea.

Para os alquimistas, tudo tem uma essência que deve ser desvelada. Nesse sentido, eles colocavam no vaso alquímico mercúrio, enxofre, sal, chumbo, para alcançar a quintessência, a opus alquímica. Eles trabalhavam em seus fornos, lidando com o fogo, com o calor adequado a cada operação e acreditavam que não haveria obra alquímica sem o fogo e sem energia nada se transformaria. Na psicoterapia, o processo é semelhante. São colocados no vaso psicoterapêutico os sonhos, os sintomas, as produções criativas e a sincronicidade, para a ampliação da consciência e a ressignificação dos conteúdos sombrios, possibilitando o encontro do ego com o self. É possível percebermos que os problemas que envolviam a prima matéria, utilizada pelos alquimistas, são idênticos ao que é utilizado na psicoterapia e, com isso, o cliente muitas vezes se limita ao ego e não se arrisca realizar ampliações. Nesse sentido, é necessário respeitar o seu tempo. Seguindo esse raciocínio, podemos estabelecer conexão entre as operações da alquimia e o processo de psicoterapia e perceber que as operações não ocorrem ao mesmo tempo.

Para maior compreensão do que foi exposto, as sete operações (*calcinatio, solutio, coagulatio, sublimatio, mortificatio, separatio, coniunctio*) também nos remetem aos sete planetas, às sete cores do arco-íris, às sete etapas da transformação e aos sete chacras. Todos têm sua importância, formam um

---

[235] JUNG, C. G. *Entrevistas e Encontros*. São Paulo: Cultrix, 1977. p. 322.

conjunto, estão interligados, porém sem sequência rígida. Assim, calcinatio simboliza colocar fogo para eliminar sentimento. Sublimatio permite o distanciamento das emoções. *Solutio* se relaciona ao dissolver do ego. *Coagulatio* é concretizar algo novo. O *mortificatio* lembra-nos de que é necessário deixar morrer o velho para nascer o novo. *Separatio* possibilita ideias, insights, intuições e discriminação. *Coniunctio* é essência e integração. As referidas atribuições, na linguagem junguiana, podem ser compreendidas como parte integrante de um processo que possibilita a arte de transformação para virar ouro e trazer o indivíduo para a vida.

Outro autor importante de nos lembrar neste momento é Magaldi Filho, que permite realizar releitura das operações alquímicas como processo de "uma ruptura egóica que gera o caos e, consequentemente, uma nova ordem, equivalente à máxima alquímica do dissolver e coagular da transformação evolutiva".[236] Ainda, de acordo com o autor: "Depois de quebrar um padrão de adoecimento, confrontando-nos com o sombrio, poderemos diferenciar, separar, superar e integrar".[237] Nesse caminho ocorrem as evoluções e a Iluminação, que é unir o visível e invisível.

Embasados na teoria analítica de Jung, podemos estabelecer uma conexão simbólica entre as funções psicológicas - pensamento, sentimento, sensação e intuição - e os quatro elementos. Analogicamente, água, terra, ar e fogo são nossos afetos e nosso inconsciente, nossa realidade, nossa sabedoria e o calor que aquece. Cada um dos quatro elementos está relacionado a uma operação. A quintessência é a reunião das potencialidades e equilíbrio dos quatro elementos que gera uma experiência. Toda busca é atingir a quintessência, a quinta estrela.

Diante do quadro apresentado sobre diferentes elementos, podemos perceber que na alquimia, ao colocar chumbo no cadinho e acender o fogo, muita coisa evapora e depois de muitas passagens de dissolver e coagular ele vai ficar íntegro e puro, considerada a opus alquímica. Podemos afirmar que na psicoterapia realizamos o mesmo ao caminharmos para a transformação, que envolve a descida em busca do autoconhecimento. É um processo doloroso de se entregar para si mesmo e sair da zona de conforto, que envolve mudança e desconforto. Analogicamente, permite passar por experiências em que nos sentimos dissolvidos, momentos difíceis e de muita emoção, sem conseguirmos fazer aquilo que antes fazíamos e sem saber ainda o que nos tornaremos, porém as transformações se concretizam ao dissolvermos crenças e padrões rígidos.

---

[236] MAGALDI FILHO, W. *Dinheiro, saúde e sagrado*: interfaces culturais, econômicas e religiosas à luz da psicologia analítica. 2. ed. São Paulo: Eleva Cultural, 2014. p. 216.

[237] IJEP – https://www.ijep.com.br – *II congresso online*, palestra sobre Alquimia, 2017.

A alquimia nos remete à possibilidade de realizar transformações, o que permite passagens de um estado para outro. A psicoterapia pressupõe ressignificações, e é isso que o cliente busca quando procura um psicoterapeuta, que representa alguém que auxilia no processo de modificar velhos padrões para deixar entrar o novo, favorecendo melhorias significativas em seu campo relacional, que pode ser considerado uma arte e vem de encontro à sábia frase de Rubem Alves: "Somente os corpos gastos pelo fogo podem se tornar transparentes"[238]. Assim como a alquimia possibilita a transmutação de elementos, a psicoterapia favorece o processo de individuação, com saídas criativas para o encontro do ego com o self. De modo similar, durante o processo também ocorrem as diferentes fases e operações. Para tanto, não existe sequência rígida, porém de uma maneira ou outra elas estão presentes, num constante processo de dissolver e coagular, com o auxílio dos elementos água, terra, fogo e ar.

É necessário promover o entendimento que cabe ao psicoterapeuta a habilidade de controlar o fogo. Simbolicamente, em certos momentos é necessário colocar mais lenha, já em outros é preciso diminuí-la. Em outras palavras, é um processo em que é essencial respeitar o momento do cliente, e a partir das suas reais possibilidades dosar as transformações. Sublimar, calcinar, solver, coagular, mortificar, separar ou unir não é tarefa fácil, porém é possível e necessário para dar novo sentido e significado à vida do cliente, realizando assim a arte da transformação.

A seguir amplifico alguns conhecimentos da alquimia, misturados com outros fundamentos teóricos de Jung, como autoconhecimento, sombras, aspectos simbólicos, afeto, emoções, ritos, expressão criativa, quatro elementos da natureza, encontro do ego com o self, transgeracionalidade, função transcendente e sentido da vida. O ato de transformar alimentos é uma alquimia, que resulta na nutrição do corpo e da alma e facilita a compreensão dos processos psíquicos.

---

[238] ALVES, R. *As melhores crônicas de Rubem Alves*. São Paulo: Papirus, 2010. p. 45.

4.1.4 A alquimia do amor na arte de transformar alimentos

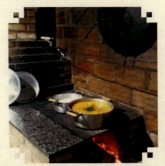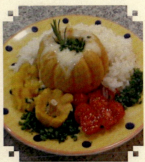

Fotografia 15 - Alquimia e alimentos.
Fonte: a autora.

De origem germânica, nasci no sul do Brasil, com predominância da cultura europeia em que é muito valorizado o preparo de alimentos produzidos e colhidos pelas famílias nas suas hortas, quintais e roças. Nesse contexto, receber bem os familiares e os amigos envolve a fartura na mesa que, simbolicamente, pode ser entendida como reflexos do complexo materno, transmitido pela transgeracionalidade, fixado pela ideia de escassez decorrente das guerras. Por outro lado, também pode representar uma forma de comemorar. Geralmente as mulheres prepararam delícias da culinária alemã e italiana que são transmitidas pelos seus descendentes, cozinhando em diferentes tipos de panelas, misturando cores, sabores e muito afeto.

Segundo a etimologia, a palavra comemorar é de origem latina. *Commemorare* significa trazer à memória. Também significa *com-memorare*, recordar com outro, e, na minha lembrança, comemorar envolve comer e orar. As celebrações em torno de uma mesa, no dia a dia, ou em datas festivas, iniciava com orações de agradecimento. Muitas recordações... A sopa da avó, cujo cheiro se eterniza. As rodas de chimarrão e pipocas em torno do fogão à lenha nos dias frios e chuvosos, tão significativo quanto o chá das cinco em Londres. Nesse sentido, comemorar em uma mansão ou em um barraco envolve os mesmos princípios de alcançar a consciência pela preparação e partilha de alimentos. Desde cedo aprendemos a reproduzir a grandeza do simbolismo da fé e da gratidão, marcadas por sábias palavras e presença constante da alquimia!

Carl Gustav Jung estudou a alquimia por longos anos e desde o início, com a leitura de registros e textos, percebeu que ela coincidia com a psicologia analítica, podendo representar o processo de individuação. Como apresentei anteriormente e de acordo com diferentes autores, a alquimia envolve um processo de transmutação que transforma os componentes em matérias diferenciadas para o alcance do opus alquímica. O objetivo era criar uma substância transcendente e miraculosa, simbolizada como pedra filosofal, elixir da vida ou remédio universal. Para tanto, era necessário utilizar material adequado, a prima matéria, submetendo-a a uma série de operações (*calcinatio, solutio, coagulatio, sublimatio, mortificatio, separatio, coniunctio*). Assim, podemos afirmar que cada uma das operações é o centro de um elaborado de símbolos que compõem o principal conteúdo de todos os produtos culturais e permite compreender a vida da psique, com as experiências da individuação.[239]

Preparar alimentos é uma alquimia, que resulta em delícias em forma de ensopados, massas, risotos, tortas, doces etc. Um misto e uma infinidade de sabores (Fotografia 15). O processo que envolve transformar elementos em pão é um exemplo típico, que passa por todas as operações alquímicas. Para tanto, misturamos os ingredientes, a prima matéria, colocamos a massa em assadeira para crescer, depois a submetemos ao calor de um forno para transformá-la em essência, que é o alimento que vamos consumir. É um processo moroso, que envolve dedicação, persistência e amor. Em termos psicológicos, é o conteúdo sombrio que precisa ser ressignificado.

De forma similar, nas diferentes regiões do Brasil é comum a comemoração com fogueiras, queimando e animando as noites frias das festas juninas, nos invernos da vida. Grãos de pipocas estourando com o calor do fogo envolvem a operação *calcinatio*, representando a energia psíquica que é liberada gradativamente, dissolvendo emoções e sentimentos, construindo novas realidades.

Então, as receitas passadas de geração para geração são histórias que envolvem afeto e emoção. As panelas utilizadas no preparo de alimentos (barro, alumínio, pedra, cerâmica, vidro, aço inox, ferro, antiaderente) e assadeiras remetem-nos aos vasos alquímicos, em que a prima matéria recebia uma série de procedimentos químicos. Escolhemos a panela de acordo com a receita. Cozinhar mais tempo, fritar ou assar são escolhas que exigem conhecimento. O recipiente frágil não suporta o fogo ou o calor, que é essencial no preparo da comida. Colocar lenha no fogo, mexer para não grudar ou para dar o ponto, engrossar e entornar o caldo são formas simbólicas de lembrar da fragilidade e da resistência do indivíduo diante das adversidades. Processo de transformação em que o cozinheiro mistura ingredientes, escolhe o recipiente e o calor adequado para realizar as mutações. Da mesma forma, no preparo dos alimentos utilizamos processos

---

[239] EDINGER, E. *Anatomia da psique*: o simbolismo alquímico na psicoterapia. São Paulo: Cultrix, 2006. p. 34.

que se intensificam no nosso entorno relacional. Picar, cortar, triturar, amassar, liquidificar... Alguns alimentos são tão duros que necessitam ser transformados, precisam cozinhar mais, e a dosagem do calor do fogo é essencial para que isso ocorra. Analogicamente, assim são os indivíduos, que precisam passar por apertos, entrar em contato com o lado sombrio para promover o autoconhecimento e a ressignificação de padrões e, de forma idêntica ao cozinheiro, o psicoterapeuta realiza a arte da transformação com a habilidade de controlar o fogo. Em outras palavras, envolve um processo em que é essencial respeitar o momento do cliente e, a partir das suas reais possibilidades, dosar as transformações dos seus conteúdos sombrios para o alcance de um novo sentido e significado.

Diferentes culturas, diferentes temperos, mistura perfeita que envolve a sabedoria do tempo. O conjunto de imagens vinculado com a comida, aquilo que nutre o corpo e que foi assimilado pelo ego, também pode ter qualidades estranhas, miraculosas e indicar a expressão arquetípica da psique. Comer algo significa incorporá-lo.[240] Jung fez inúmeras viagens e, segundo relatos em seus diversos escritos, permitiu-se conhecer e provar as comidas típicas de cada lugar, uma das formas que encontrou para ampliar a compreensão dos aspectos simbólicos que moviam os diferentes povos, o que lembra a Eucaristia, considerado o rito central do cristianismo. Jung ponderou que esse rito pode ser considerado como processo de individuação. Como afirma Edinger, "do ponto de vista do simbolismo do coagulatio, compartilhar o alimento eucarístico significa a incorporação, por parte do ego, de uma relação com o Si-mesmo."[241]

Cozinhar é um ato de amor, uma mistura de elementos de várias cores, especialmente os verdes, amarelos e vermelhos - o colorido que encanta os olhos - que ativa memórias e emoções, ressaltado também em embalagens de produtos comestíveis. De forma similar, percebe-se uma conexão entre a comida e a expressão artística. Em diferentes culturas, cantores exaltam o preparo de alimentos. Isso nos remete a Chico Buarque, que na canção "O circo místico", aproxima-se do comemorar, colocando mais água no feijão: "[...] arroz branco, farofa e a malagueta; laranja-Bahia ou seleta. Joga o paio, carne seca, toucinho no caldeirão e vamos botar água no feijão".[242] Dissolver e coagular, premissa básica da alquimia!

---

[240] EDINGER, E. *Anatomia da psique*: o simbolismo alquímico na psicoterapia. São Paulo: Cultrix, 2006. p. 127.

[241] *Ibidem*, p. 129.

[242] BUARQUE, C. *O grande circo místico*. Som Livre, 1983.

Dorival Caymmi nos deixou a música "Você já foi à Bahia"? Na letra, ele nos convida para a gastronomia: "Você já foi à Bahia, nega? Não? Então vá! Lá tem vatapá. Então vá! Lá tem caruru. Então vá! Lá tem munguzá. Então vá. Se "quiser sambar", então vá!"[243] Marisa Monte, por sua vez, apresenta-nos uma explosão de doces, na música "Não é proibido": "Jujuba, bananada, pipoca. Cocada, queijadinha, sorvete. Chiclete, sundae de chocolate. Paçoca, mariola, quindim, frumelo, doce de abóbora com coco, bala juquinha, algodão doce, manjar."[244]

Produzir, colher e saborear nos faz lembrar de Alceu Valença, que compara "Morena tropicana" a uma infinidade de frutas brasileiras: "Da manga rosa quero o gosto e o sumo, melão maduro, sapoti, juá. Jabuticaba, teu olhar noturno. Beijo travoso de umbu cajá. Pele macia, ai! Carne de caju! Saliva doce, doce mel. Mel de uruçu."[245]

Por outro lado, quantos poemas e dizeres populares sobre comidas repetimos e muitas vezes não nos damos conta do que estamos reproduzindo. Descascar abacaxis e resolver pepinos são exemplos típicos. Simbolicamente representam a resolução de problemas. Assim como a comida é o alimento do corpo, a poesia é o alimento da alma. Alguns autores acreditam que a poesia e a culinária podem e devem habitar a mesma mesa. Nosso eterno Vinícius de Moraes entregou em suas palavras o seu amor por comida, no poema "Não comerei da alface a verde pétala": "Não nasci ruminante como os bois, nem como os coelhos, roedor; nasci, omnívoro: deem-me feijão com arroz, e um bife, e um queijo forte, e parati, e eu morrerei feliz do coração de ter vivido sem comer em vão"[246].

De acordo com especialistas da culinária, o que pensamos gera emoções e o que comemos também. Atualmente nos deparamos com estudos específicos que definem os alimentos que mais contribuem para regular as emoções. Percebe-se um movimento de aperfeiçoamento de técnicas e realização de transformações nos alimentos, misturando cores, sabores, aromas, texturas, processo que compreende o preparo e o processamento, para o alcance da satisfação do nosso paladar semelhante ao que os alquimistas realizavam com a prima matéria em seus vasos para o alcance da opus alquímica.

---

[243] CAYMMI, D. *Você já foi à Bahia?* Anjos do Inferno. Gravadora Musicolor/Continental, 1968.

[244] MONTE, M. *Não é proibido*. Phonomotor, 2008.

[245] VALENÇA, A. *Morena tropicana*. Cavalo de pau. Ariola Discos/Polygram, 1982.

[246] MORAES, V. de. *Livro de sonetos*. São Paulo: Companhia das Letras, 1991. *Passim.*

Ainda pensando no afeto que envolve o preparo de comidas, podemos observar em nossas vivências que o lugar mais aconchegante da casa geralmente é a cozinha, considerado por muitos o coração da casa, onde acontece o milagre da alquimia: o preparo do alimento. Os equipamentos de laboratório dos alquimistas são substituídos por panelas, frigideiras, fogões e diferentes utensílios. Na cozinha temos o equilíbrio perfeito dos quatro elementos. A água para equilibrar nossas emoções; o ar para suavizar nossos pensamentos; a terra para estabilizar nosso físico e o fogo para nos dar ação em nosso dia a dia.

No contexto da psicoterapia, entram questões que envolvem a construção do vaso psicoterapêutico, que requer um espaço reservado, pautado num elo de confiança, para trabalhar a prima matéria que o cliente traz como queixas ou demandas. É possível perceber que elas estão interligadas com a negação das necessidades do transcendente da vida interior, e o self cria caminhos para a sua expressão, muitas vezes por meio de crises e doenças psicossomáticas, a fim de sair da unilateralidade egóica ou de complexos geradores de conflitos psíquicos, transformando em conscientes os conteúdos inconscientes, possibilitando um novo sentido para as dores da alma e o alcance da harmonia, respeitando a totalidade do ser.

Assim como a alquimia possibilita a transmutação de elementos e a preparação de alimentos, permite trazer emoções à memória, a psicoterapia favorece o processo de individuação e a função transcendente, com saídas criativas para o encontro do ego com o self. As dores da alma (nigredo) vão se transformando e se tornando mais claras (albedo), para finalmente serem ressignificadas com novo sentido e significado (rubedo), para o alcance da opus alquímica.

Para finalizar, deixo uma reflexão. Só continua vivo o que nosso coração alimenta. Alquimista na cozinha, no consultório ou no mundo, permita-se experimentar diferentes ingredientes, inventar e reinventar o sabor, o significado e o sentido da vida.

CAPÍTULO V

PROCESSOS SAUDÁVEIS E ASPECTOS PATOLÓGICOS

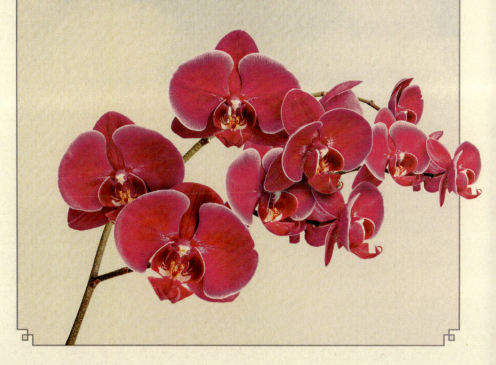

5.1 PSICOGÊNESE DAS DOENÇAS MENTAIS

Na história da vida de Carl Gustav Jung, apresentei um pouco da sua trajetória e busca incessante de promover o entendimento das doenças mentais, principalmente da neurose e da psicose. No campo da psicopatologia, a psicologia clássica apresenta os códigos classificatórios para os transtornos mentais, que estão inseridos no DSM V *Manual Diagnóstico e Estatístico de Transtornos Mentais* (APA)[247] e o CID 10, *Código Internacional de Doenças da Organização Mundial da Saúde* (OMS).[248] Eles têm como base o sofrimento, a disfuncionalidade ou a incapacidade. Ambos oferecem categorias para especificar limites entre a normalidade e a patologia. Mas o que é normalidade e o que é patologia?

Para melhor compreensão, Jung trouxe em seu livro *Psicogênese das doenças mentais* estudos que evidenciam a natureza psíquica intimamente ligada aos transtornos mentais, contrapondo o dogma materialista da psiquiatria, que afirma serem as doenças cerebrais: "A psicogênese significa que a causa essencial de uma neurose, ou a condição que ela irrompe, é de natureza psíquica".[249] Nesse sentido, a doença vai dizer como cada um de nós funciona. Gostaria de chamar a atenção para uma reflexão: a vida cabe apenas em aspectos classificatórios?

Na compreensão da psicologia analítica junguiana foi possível perceber a importância de um novo olhar para o sofrimento humano. Percebemos que o sintoma é a cisão e a oposição a um estilo dominante e consciente que cresceu unilateralmente, porém não é a consciência que decide se um complexo vai constelar e causar angústia. De forma resumida, vale lembrar que complexo é um aglomerado de emoções que pode constelar com autonomia quando vivenciamos algo que envolve aspectos psíquicos similares. Para complementar, é interessante pensarmos que todo excesso encobre uma falta e, ao nos fixarmos num padrão, temos um padrão oposto de referência, mesmo de modo inconsciente. Quando comparece, precisamos ouvir o que ele quer dizer e não o escutar apenas literalmente. Isso não é algo fácil e nem sempre conseguimos trilhar esse caminho sem a ajuda de um profissional da área. É importante percebermos que a tensão entre os opostos é saudável, porém a fixação em um dos lados pode gerar aspectos patológicos.

---

[247] DSM V *Manual Diagnóstico e Estatístico de Transtornos Mentais*. 5. ed. Porto Alegre: Artmed, 2014.

[248] CID 10, *Código Internacional de Doenças da Organização Mundial da Saúde (OMS)*. 5. ed. Porto Alegre: Artmed, 2014. Classificação estatística internacional de doenças e problemas relacionados à saúde. 10. ed. rev. São Paulo: Universidade de São Paulo, 1997.

[249] JUNG, C. G. *Psicogênese das doenças mentais*. Petrópolis, 2013. § 496.

Da mesma forma, precisamos considerar que recebemos influências do nosso inconsciente pessoal e também do inconsciente coletivo. Comparecem padrões arquetípicos em nossa vivência singular, porém, ao mesmo tempo, esse conteúdo faz parte do padrão coletivo e universal. Para tanto, o ego deve ser o zelador dos arquétipos, porque essas influências nos afetam e nos deixam mais apegados à consciência. Nesse sentido, a medicação que é um recurso muito utilizado para amenizar as dores, pode funcionar como remédio que atrapalha o estilo dominante e como a droga que o reforça. Nosso empenho deve ser o de tirar o poder de um complexo dominante, convidar o problema para a vida e torná-lo um desafio que pode ser superado.

Estamos inseridos em uma cultura que incentiva felicidade plena e nos esquecemos que o sofrimento vivido é algo positivo e não precisa se transformar em sintoma. O sofrimento é privativo, é nosso e a tendência é jogarmos a culpa em alguém, que assume o papel de bode expiatório. Dessa forma, para desconstruirmos certos padrões precisamos deixar morrer muitas coisas dentro de nós. Não basta ter a possibilidade de vivermos o conflito. É necessário vivê-lo e ressignificá-lo, trabalhando o padrão dominante. É preciso que o estilo dominante da consciência entre em contato com as associações coletivas, ative novos símbolos e nos mova da visão literal para que o metafórico e o imaginal entrem em cena. Nessa dinâmica, o que muda é o que escutamos e como olhamos para a angústia. Não existe certo ou errado, existem diferentes formas de vermos e sentirmos o mundo. A profundidade está na vida, no mistério e no incerto! O controle sobre a vida é ilusão e pode gerar conflitos, estresse e adoecimento.

5.1.1 Conflitos, estresse e adoecimento

Muitos foram os caminhos percorridos na formação junguiana e essas aquisições nos permitem afirmar que doença é um símbolo, que liga o inconsciente ao consciente como transformador de energia e que possibilita melhorarmos as nossas relações interpessoais e a nossa qualidade de vida. O adoecer está ligado com a nossa dificuldade de lidarmos com as emoções, sentimentos e pensamentos. A doença é um símbolo que pode ocorrer em diferentes sistemas, no nível fisiológico e psicológico, em movimentos sincrônicos, acausais e atemporais, com sentido e significado.

Encontramos símbolos nos sonhos, nos relacionamentos, no corpo, nos rituais, entre outros. O sintoma aparece como expressão do conflito vivido, reprimido e fundido, em forma de complexo, carregado de afeto, que ainda remete a dor para compensar a manifestação unilateral da consciência diante do questionamento do ego e, ao não ser integrado ao plano abstrato, é induzido a constelar. Para ampliar e trazer à consciência conteúdos inconscientes, é necessário compreender o porquê e para quê do complexo, e não somente buscar a cura com medicações. Com a doença instaurada, a utilização de medicação muitas vezes é imprescindível, porém é necessário entendermos o sentido além das palavras, e não apenas o dito. Diante do sintoma, é essencial o olhar do médico e do psicoterapeuta. Um ameniza a dor física, o outro ajuda a compreender e ressignificar a dor da alma.

A utilização da palavra estresse se naturalizou e é vista como exaustão física ou emocional, causada por vários fatores. A partir da leitura de diferentes autores junguianos, podemos afirmar que o modo como o indivíduo percebe uma situação de estresse, como se adapta e a resolve pode ser determinante de doenças. Desse modo, compreende-se que estresse é o conjunto de relações que o organismo desenvolve ao ser submetido ao esforço e adaptação ou mesmo estímulos que provocam excitação emocional e alteração da homeostase interna. Quando ocorre exposição ao estresse por muito tempo pode ocorrer a síndrome geral de adaptação, que envolve reação de alarme, fase de resistência e fase de exaustão. Alguns sintomas podem ser reconhecidos inicialmente como digestão lenta, aceleração da respiração, sudorese, entre outros. Efeitos tardios podem ocorrer de forma mais intensa, como ansiedade, depressão, pensamentos obsessivos e outros mais. Nesse processo, é importante ressaltar que um pouco de estresse é saudável, pois ajuda o indivíduo a sobreviver, a realizar adaptações e a se desenvolver. O excesso é que leva a distúrbios em forma de tensão emocional, que envolve diferentes fatores, que primeiro aparecem como distúrbios funcionais sem lesão, depois com alteração celular com lesão e finalmente com destruição celular, fácil de ser observado com o exemplo dos casos de câncer.

Assim, o adoecimento pode ocorrer em todas as dimensões - física, social, mental, emocional e espiritual - e o sintoma é a melhor expressão de um conflito vivido, reprimido e cindido. Adoecer está ligado com a capacidade de o indivíduo lidar com suas emoções e sentimentos. O símbolo liga as partes do consciente e inconsciente, atuando como transformador de energia. A doença-símbolo é a expressão de um arquétipo num padrão de unilateralidade e intensidade. Diante da angústia, quando não damos conta da dor conscientemente, podemos expressar isso de outras formas. Algumas vezes neurotizamos e isso pode se transformar em transtorno mental, ou somatizamos, que pode se tornar doença física. Segundo vários estudos na psicossomática, toda doença tem expressão no corpo e na psique simultaneamente.

Saúde e doença estão interligadas num processo dinâmico, que envolve inúmeros fatores e também podem se manifestar em forma de compulsões por comida, bebidas alcóolicas, estimulantes, entorpecentes, pornografia, sexo, compras, jogos, internet, entre outros. É uma forma de ativar o sistema de recompensas, com sensações prazerosas, porém pode significar escravidão e submissão melancólica. Nesse processo, os mecanismos de defesa se expressam com negação, fuga, fantasia, busca do prazer imediato, que geram dores no crescimento pessoal. Recentemente tive oportunidade de participar de palestra no VII Congresso do Ijep[250] e, junto a dois professores junguianos, ampliamos questões sobre a cultura do cancelamento e da negativação, que incentivam o julgamento, o boicote e o perfeccionismo, movidos principalmente pela intolerância, gerando consequências graves e patologias.

Em alguns dos casos em que ocorrem patologias o indivíduo não sabe lidar com mudanças que ocorrem com a passagem dos anos e se prende a surdez e culto ao corpo. É preciso perceber mudanças que ocorrem ao longo da vida e em diferentes situações, como Jung percebeu, comparando-as analogicamente com o sol, percorrendo as diferentes etapas da vida humana, do nascer ao pôr do sol.

Todo excesso camufla o descontentamento, que geralmente envolve culpa, medo, vergonha e mágoa. Isso vem de encontro a uma sábia frase: "As mágoas que não viram lágrimas encontram outros olhos para chorarem" (desconheço a autoria). Reconhecer que esses sintomas são patológicos e também podem se expressar no corpo, em forma de doença orgânica, é um grande desafio. O espírito da época, voltado ao ego, incentiva o desejo de permanecermos adaptados à sociedade e mantermos personas desejáveis. Vale lembrar que o saudável para a sociedade pode não ser bom para nós. O espírito das profundezas, envolvendo o self, convida-nos a sermos fiéis às nossas emoções e aos nossos sentimentos. Da mesma forma, pode nos impulsionar para reconhecermos as nossas dores e ressignificá-las.

Para ilustrar como os aspectos patológicos se formam e estão presentes no psiquismo humano, trago o ensaio "Intolerância - aspectos sombrios da psique", que abrange, principalmente, os seguintes conteúdos: instintos

---

[250] IJEP - https://www.ijep.com.br - *VII congresso online*, palestra cancelamento e negativação, 2022.

primitivos, inconsciente, persona e sombra, alquimia, mitologia, morte e renascimento, seis dimensões da vida, constelação de complexos, psicossomática, tecnologia, mundo virtual, patologias, competição, discriminação, técnicas e expressões criativas, função espelho, cadeira vazia, imaginação ativa e alteridade. É um convite para refletirmos sobre a possibilidade de transformarmos aspectos patológicos em aspectos saudáveis.

5.1.2 A intolerância: aspectos sombrios da psique

Com o crescente avanço do mercado da tecnologia e, principalmente, da utilização de redes sociais, fica cada vez mais evidente que um clique inicial para unir pessoas de diferentes lugares e expandir conhecimentos tornou-se também um espaço de reprodução da intolerância, dividindo pensamentos e afastando uns dos outros. Quero ressaltar a minha admiração e o reconhecimento dos aspectos positivos que o mundo virtual nos proporciona, porém são cada vez mais comuns as queixas nos consultórios sobre comentários inoportunos e ofensivos, que possibilitam contato com o mundo sombrio e patológico de quem os emite, como de quem os recebe, ativando a constelação de complexos. Ao mesmo tempo, ações impulsivas e radicais podem evidenciar sofrimento psíquico, resultante da falta de integração das diferentes polaridades. Nesse sentido, trago reflexões acerca do tema: a intolerância sempre existiu ou se fortaleceu com o espaço de fácil acesso aos meios virtuais? (Figura 16). Embora tenhamos a nosso dispor a tecla "delete" para bloquear ou excluir o que não nos interessa mais, não é tão simples deletar aspectos sombrios que se manifestam pelo psiquismo em forma de intolerância.

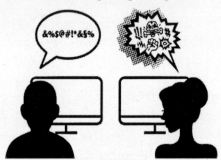

Figura 16 - Intolerância
Fonte: a autora.

Carl Gustav Jung deixou-nos reflexões e apresentou seis dimensões que interferem na nossa vida: família, trabalho, amor, vida social, corpo e espiritualidade. Quando harmoniosamente vividas, apresentam-se de forma saudável, permitindo a plenitude. Quando não bem vividas, transformam-se em questões patológicas. Para vivermos as diferentes dimensões utilizamos recursos internos, que, na psicologia analítica junguiana, denominamos de personas e sombras. De acordo com diferentes autores, entende-se por persona um processo consciente do ego, que envolve aspectos do eu que apresentamos ao mundo exterior como máscara social e ideal de nós mesmos, que é funcional e extremamente necessária, em virtude das adaptações. Fazem parte da sombra os aspectos ocultos ou inconscientes repletos de potencialidade, bons ou maus, que, por alguma razão, o ego está reprimindo e nunca teve acesso, recusa admitir ou conhecer.

Jung, em seu livro *Psicologia e alquimia*, deixou-nos estudos sobre a alquimia, que é metafórica, e nos permite perceber o símbolo transformador de energia que cura, em contínuo processo de dissolver e coagular, ciclo evolutivo da ampliação da consciência, promovendo morte e renascimento.[251] De forma resumida, a *mortificatio*, uma das sete operações alquímicas, faz referência à experiência de morte e está associada ao negrume, ao que está na sombra, a derrotas e impossibilidades. O que é movido pelo ego cai nesse nigredo para sofrer as transformações necessárias para o aumento de consciência de si. As dores da alma (nigredo) vão se transformando e tornando-se mais claras (albedo), para finalmente serem ressignificadas, com novo sentido e significado (rubedo). Outro olhar interessante é o que nos remete aos estudos da psicossomática, em que o ato de vomitar envolve o não digerido no processo digestivo. Simbolicamente, também está relacionado com a intolerância, sendo que, ao vomitarmos, tiramos o ruim que está dentro de nós e o jogamos fora, para o coletivo e, pela sujeira e mau cheiro, requer limpeza do ambiente, que pode ser uma valiosa oportunidade de entrar em contato com a putrefação do nosso mundo interno e promovermos as transformações.

No contexto de promovermos cada vez mais a tolerância, os meios social, histórico e cultural influenciam significativamente. Podemos usar como exemplo um marco que ocorreu em 1996, com a aprovação pela Assembleia Geral da Organização das Nações Unidas, do Dia Internacional da Tolerância. A ONU o instituiu no dia 16 de novembro de cada ano, em reconhecimento à Declaração de Paris, ressaltando a importância dos direitos fundamentais, preservando a dignidade e o valor da pessoa humana. De forma idêntica, é possível percebermos a influência do meio em que estamos inseridos, reforçando comportamentos e valores por meio de expressões populares, que também ressaltam a ideia de praticarmos a tolerância. Algumas expressões exaltam aspectos positivos de uma construção social. Quem

---

[251] JUNG, C. G. *Psicologia e alquimia*. Petrópolis: Vozes, 1994. *Passim*.

nunca ouviu a frase só se atiram pedras em árvores frutíferas? Roupa suja se lava em casa enfatiza o bom senso de resolvermos os problemas onde eles estão inseridos. Verdadeira ou não, quem com ferro fere com ferro será ferido é a expressão que nos convida a refletirmos sobre o que emitimos ao universo. Muitas vezes não prestamos atenção na força de algumas frases, porém aos poucos elas vão se estruturando, criando sentido e significado. Talvez agora muito mais, ao vermos pessoas de diferentes níveis culturais se exporem com intolerância diante de qualquer divergência de opinião, principalmente nas redes sociais. É como se a liberdade de expressão vivesse um retrocesso e o respeito mútuo precisasse ser repensado.

Como foi sábia Cora Coralina, que nos deixou sua simplicidade em forma de poesia, contendo a essência de vida: "Feliz aquele que transfere o que sabe e aprende o que ensina".[252] Como pedagoga, entre tantos autores renomados que admiro, permito-me mencionar também uma frase da educadora Maria Montessori, que vem de encontro ao tema proposto:

> É para uma grande obra que somos chamados. Eis aí a grande tarefa social que nos espera: colocar em funcionamento o valor potencial do homem, permitir-lhe atingir o desenvolvimento máximo de seus dinamismos, prepará-lo verdadeiramente para mudar a sociedade humana, fazê-la mudar para um patamar superior.[253]

Ela propõe uma educação para a paz e não para a competição, que é o princípio de qualquer guerra. A competição, tão estimulada em nossa sociedade, pode ser o pano de fundo da falta de respeito com o próximo e a si mesmo. Da mesma forma, trago a contribuição da psicologia, que envolve uma amplidão de conhecimentos e se utiliza de diferentes compreensões para trabalhar aspectos conscientes e inconscientes do psiquismo. Entre tantas possibilidades, cito a função espelho, que ajuda o cliente a perceber o aspecto sombrio que carrega dentro de si. Existem técnicas específicas nas diversas abordagens da psicologia, que estimulam entrar em contato com o outro e colocar-se no seu lugar, como a técnica da cadeira vazia e da imaginação ativa, possibilitando o contato com os conteúdos inconscientes por meio da personificação. Esse exercício estimula o surgimento da empatia, que é a porta de entrada da alteridade.

Já dizia Nise da Silveira:

---

[252] CORALINA, C. *Vintém de cobre*: meias confissões de Aninha. 9. ed. São Paulo: Ed. Global Gaia, 2007. *Passim.*

[253] MONTESSORI, M. *A educação e a paz*. Trad. Sonia Maria Alvarenga Braga. Campinas, SP: Papirus, 2004. p. 21.

> A criatividade é o catalisador por excelência das aproximações de opostos. Por seu intermédio, sensações, emoções, pensamentos, são levados a reconhecerem-se entre si, a associarem-se, e mesmo tumultos internos adquirem forma. [254]

Ela também dizia que o mal pode ser combatido com música e poesia. Essa afirmação permite pensarmos sobre a intolerância em diferentes contextos, como expresso por Lenine: "Ela é quem dinamita a mina. É ela. Ela vem e espalha conflito. Ganha nem que seja no grito... Traz em cada mão o desassossego. Vai furar no chão, um buraco negro."[255]

Legião Urbana, com a canção "Os Anjos", convida-nos a refletir: "Hoje não dá [...] A maldade humana agora não tem nome [...] Como se faz uma receita pra intolerância e injustiça. Vamos lá [...]"[256] Em contrapartida, Ana Carolina, com a música "Tolerância", propõe a vivência do amor com respeito às diferenças:

> Como água no deserto, procurei seu passo incerto, pra me aproximar a tempo... Não me importa a sua crença, eu quero a diferença, que me faz te olhar de frente, pra falar de tolerância e acabar com essa distância entre nós dois... Se pareço ainda estranho, se não sou do seu rebanho e ainda assim te quero... É que o amor é soberano e supera todo engano, sem jamais perder o elo.[257]

"Inclassificáveis" (música de Arnaldo Antunes - 1996, regravada por Ney Matogrosso em 2008) evidencia o convite para a valorização da mistificação da nossa cultura brasileira: "Somos o que somos, somos o que somos, inclassificáveis, inclassificáveis...".[258] Somos únicos e integrais, somos a conexão de diferentes dimensões em busca de vivências e convivências harmoniosas.

A mitologia grega também nos oferece elementos para entendermos o mal e a intolerância humana. O Mito de Procusto, envolve a história de um bandido gigante, na serra de Elêusis, que conservava em sua casa uma cama feita de ferro com a sua medida e que servia de arapuca para seus convidados. Ele amarrava nela as suas vítimas e as adaptava à medida da sua cama, cortando as partes maiores e esticando até caber na medida os

---

[254] SILVEIRA, N. da. *Imagens do inconsciente*. Rio de Janeiro: Alambra, 1981.

[255] LENINE. *Intolerância*. Em trânsito. Rio de Janeiro: Universal Music, 2018.

[256] LEGIÃO URBANA. *Os Anjos*. O descobrimento do Brasil. EMI Odeon, 1993.

[257] CAROLINA, A. *Tolerância*. Dois quartos. Sony BMG, 2006.

[258] MATOGROSSO, N. *Inclassificáveis* (Arnaldo Antunes – 1996). EMI, 2008.

tamanhos inferiores. Atená, uma das deusas gregas, cansada das injustiças de Procusto e do clamor das vítimas, tentou convencê-lo a mudar de atitude, mas ele se negou, afirmando estar fazendo justiça ao acabar com as diferenças entre os homens. O monstro mitológico teve um fim trágico. Ele foi capturado pelo herói Teseu, que o amarrou na sua cama de ferro e lhe cortou a cabeça e os pés.[259] Analogicamente, o mito nos propicia reflexões sobre aspectos que envolvem a intolerância. Quantas vezes nos deparamos com o espírito de Procusto, descartando quem não cabe nas nossas medidas? Quantas vezes assumimos o papel de Procusto para apagar os que pensam e agem de forma diferente? Quantas vezes preparamos a cama de Procusto para cortar e esticar os outros? E o que fazemos com os nossos monstros internos? Monstros em forma de incitação à violência, discriminação e intolerância.

Ainda segundo Jung, o lado sombrio da alma é composto por instintos primitivos e sentimentos reprimidos, que podem ser ressignificados. É o que ele passa com a seguinte frase:

> As pessoas, quando educadas para enxergarem claramente o lado sombrio de sua própria natureza, aprendem ao mesmo tempo a compreender e amar seus semelhantes; pelo menos, assim se espera. Uma diminuição da hipocrisia e um aumento do autoconhecimento só podem resultar numa maior consideração para com o próximo, pois somos facilmente levados a transferir para nossos semelhantes a falta de respeito e a violência que praticamos contra nossa própria natureza.[260]

Lembremos que "respeito", do latim *respicere*, significa olhar outra vez, olhar com outras lentes, na mesma medida em que nos deixamos ser vistos, para que surjam reconsiderações. Com essa fala, imagino que Jung nos diz que o processo de cura envolve o contato com o sombrio em forma de angústia e, a partir da integração de polaridades, surge o espaço para a expressão criativa e a ressignificação dos padrões patológicos. Dessa forma, a alteridade é um dos caminhos que nos permite compreender, colocar-nos no lugar e aceitar o outro com sua singularidade.

Para culminar minhas ampliações, mais uma vez evidencio o cantar com a alma do cantor e compositor Lenine, com sua música "Paciência", a metaforizar um convite para um mundo melhor:

---

[259] BRANDÃO, J. S. *Dicionário mítico-etimológico da mitologia grega*. Petrópolis: Vozes, 1991. *Passim*.

[260] JUNG, C. G. *Psicologia do Inconsciente*. Petrópolis: Vozes, 2013. § 28.

> Enquanto todo mundo espera a cura do mal, e a loucura finge que isso tudo é normal, eu finjo ter paciência. E o mundo vai girando cada vez mais veloz, a gente espera do mundo e o mundo espera de nós um pouco mais de paciência... Será que é o tempo que lhe falta pra perceber, será que temos esse tempo pra perder e quem quer saber, a vida é tão rara... Mesmo quando tudo pede um pouco mais de calma, até quando o corpo pede um pouco mais de alma, eu sei, a vida não para.[261]

Temos um tempo precioso e raro, que é o tempo presente, e o que vamos fazer com ele depende de cada um de nós. Tempo de ressignificar os aspectos sombrios do nosso psiquismo, tempo de promovermos a tolerância. Sempre podemos fazer escolhas! A vida é tão rara e não para... A vida pede calma e envolve a alma!

5.2 A INTEGRAÇÃO DE POLOS OPOSTOS

Anteriormente destaquei a natureza como parte importante da teoria de C. G. Jung para a compreensão do psiquismo humano. Assim como a importância da natureza, enfatizo aqui a integração dos polos opostos como possibilidade de transformação dos padrões patológicos em aspectos saudáveis. É um movimento pendular sempre presente e está em todos os lugares. É um sistema energético dinâmico que envolve a libido. Sempre há dois lados! A integração dos polos opostos é um processo curativo, que permite ativar o curador ferido que existe dentro de nós e que pode ser despertado com a ajuda de um psicoterapeuta. Ele envolve aspectos fundamentais, que menciono desde o início do livro, que só separamos didaticamente para facilitar seu entendimento. Enantiodromia pode ser entendida como um processo de compensação energética da psique. Da mesma forma, pode ser uma possibilidade criativa de repensar novas adaptações. Como disse Jung: "O problema dos opostos como princípio inerente à natureza humana constitui uma etapa a mais no desenvolvimento do nosso processo de autoconhecimento".[262] Para tanto, a partir da existência de um padrão que precisa ser transformado, pode ser necessário ampliarmos cada um dos lados. Ao meu ver, é uma possibilidade de olharmos para duas polaridades diferentes, percebermos conteúdos que podem ser integrados e metaforicamente percorrermos pelas diferentes operações alquímicas, como já me referi anteriormente, para as ressignificações necessárias.

---

[261] LENINE. *Paciência*. Na pressão. Sony BMG, 1999.

[262] JUNG, C. G. *Psicologia do Inconsciente*. Petrópolis: Vozes, 2013. § 88.

Nesse processo, alguns valores nos afetam mais e geram crises. O processo de psicoterapia ou análise busca a metanoia, que é uma crise existencial e pode ocorrer em qualquer idade, para promover a integralidade, que comporta todas as polaridades. Separar e integrar duas polaridades, em que a aversão pode estar tão presente quanto a atração, é um desafio constante. Dessa forma, podemos considerar que a natureza é criativa e destrutiva ao mesmo tempo. É preciso nos entregarmos ao *putrefatio* e entrarmos na caverna para promovermos morte e renascimento. Gaia, a mãe terra, beneficiar-nos-á com sentido e limite, estabelecendo uma hierarquia entrelaçada, sem superioridade e inferioridade. A cura abrange trazer o inconsciente à luz da consciência. É a forma de modificarmos o que existe e incorporarmos o novo. Para tanto, a compreensão da mitologia e da ampliação dos sonhos, a conexão com a nossa espiritualidade e as expressões criativas são fundamentais para a integração de polaridades, contribuindo com a nossa transformação. Cura é estabelecer relação com o self, e uma das formas de promovê-la é pela mitologia, que permite contato com os arquétipos.

5.2.1 A importância dos mitos e dos contos de fadas

Segundo o dicionário da língua portuguesa, mitologia refere-se à história fabulosa dos deuses, semideuses e heróis da antiguidade. De um modo geral, pode ser compreendida como estudo de lendas, narrativas, mitos e rituais de um povo e suas formas de louvarmos seus heróis e deuses. Para os gregos, surgiu da necessidade de explicarem a origem da vida e dos problemas existenciais, criando deuses, semideuses e heróis imortais como forma de se defenderem dos perigos reais ou imaginários. Neles havia uma hierarquia, eram semelhantes aos homens, mas tinham aspectos que os diferenciavam dos demais, representando sentimentos humanos ou mesmo forças da natureza. Exemplos típicos são Afrodite, a deusa da beleza e do amor e Posseidon, o deus dos mares.

Por ocasião da participação no *V Congresso*, realizado pelo Ijep, tive oportunidade de aprimorar meus conhecimentos sobre o tema, identificando e reconhecendo ainda mais a sua importância.[263] Os mitos envolvem sentimentos humanos e forças da natureza, representadas por deuses ou deusas, mostrando surgimento de uma ação criadora. Podem ser compreendidos

---

[263] IJEP – https://www.ijep.com.br – *V congresso online*. Palestra Héstia: a deusa da lareira e da espiritualidade, 2020.

como um conjunto de narrativas imaginadas e também verdadeiras. São propriedades individuais em que as ideias não são nossas, mas vemos o mundo por meio dessas ideias. Podem ser nossas, quando nos referimos aos complexos, e não são nossas quando nos referimos aos padrões arquetípicos, que podem ter diferentes recortes em diferentes épocas. Assim, o inconsciente coletivo é a estrutura para que o conteúdo universal possa se realizar no plano individual.

O papel do mito é proporcionar cura, por meio do processo simbólico de despir-nos da persona, irmos para a crise, mudarmos as crenças e o modo de vermos o mundo. Para tanto, é importante percebermos que não podemos tomar os mitos como literais, pois sua linguagem é metafórica. Muitos mitos fazem parte do nosso contexto e como exemplos podemos citar os mitos do eterno retorno, os matriarcais lunares, os patriarcais solares, os mitos das periodicidades e do tempo cíclico sagrado de Khronos e Kairós. Falo de mitos em muitos dos meus ensaios e destaco os da mitologia grega, que é bem difundida, porém não podemos esquecer de outras mitologias importantes: romana, egípcia, nórdica, fenícia, celta, iorubá, zulu, as brasileiras, voltadas para histórias de tribos indígenas etc.

Os mitos nos ensinam que nem tudo que nos constitui é nosso, mas está em nós. A narração, com personagens que atuam em determinado tempo e espaço, cria a nossa realidade e a fantasia envolvida e o que nos afeta é real. A psique cria explicação para o desconhecido, que faz sofrer ou limita e os complexos constelam, expressando-se de maneira metafórica. Nesse sentido, a imagem é o que nos é permitido vermos, a linguagem é a expressão da imagem e as emoções são os fixadores de afetos.

Assim como os mitos, os contos de fadas possuem uma linguagem simbólica que possibilita a manifestação da psique. Os contos de fadas envolvem algo já existente no coletivo, que afeta os seres humanos. Com seus animais falantes, fadas, unicórnios, fazem uso de magia, encantamentos ou metamorfose, em que o herói ou a heroína enfrenta obstáculos e busca a realização pessoal. Geralmente são voltados aos conflitos a serem resolvidos. Segundo Marie-Louise Van Franz, "contos de fadas são a expressão mais pura e mais simples dos processos psíquicos do inconsciente coletivo".[264] Eles falam sobre o ser humano e servem para ilustrar situações de vida que as pessoas passam, marcadas por uma experiência emocional, com aspectos saudáveis ou aspectos sombrios que envolvem príncipes, princesas, bruxas, vilões,

---

[264] VAN FRANZ, M-L. *A interpretação dos contos de fada*. São Paulo: Paulinas, 1981. p. 15.

madrastas, ogros e outros mais. O mal e a redenção são temas comuns que aparecem, assim como o herói ou a heroína são modelos a serem observados, restaurando uma situação saudável e consciente do psiquismo. No desenrolar dos contos, a terra de ninguém envolve uma tragédia ou um final feliz. Em outras palavras, os contos de fadas nos ajudam a resolver conflitos, percebermos que o problema não é só nosso e que no decorrer dos tempos esses conflitos já foram resolvidos de várias maneiras.

Somos seres singulares e ao mesmo tempo multiplicidade, movidos pela consciência, que nos permite discriminar, julgar, diferenciar, classificar, separar, quantificar etc., mas também pelo inconsciente, que precisa ser ouvido. Na linguagem simbólica, mais uma vez trazendo aspectos da natureza para metaforizar, podemos entender que temos mares em nós, sentimentos que possibilitam a ligação perfeita entre as coisas. Temos montanhas, que podem ser vistas como desafios que nos mobilizam para ações e também temos um céu estrelado, representando diferentes pontos de luz, que podem auxiliar-nos na caminhada. Precisamos nos silenciar e perceber a grandeza desses ensinamentos. O tempo todo esses aspectos se configuram em nós e o movimento cíclico não é bom e nem ruim. Depende do nosso momento e do nosso olhar. Às vezes precisamos ser calmaria, outras vezes terremotos! Aspectos antagônicos, que permitem a integração. O temporal faz estragos, obriga-nos a sair de uma situação confortável, porém a harmonia volta a se estabelecer depois que ele passa. E para integrar tudo novamente, depende de nós e do coletivo.

Precisamos dos mitos, dos contos de fadas, dos deuses e deusas, dos heróis e heroínas e precisamos alterá-los para promover a harmonia. Eles apresentam padrões de comportamento, percebidos de maneira semelhante por todos os seres humanos, que denominamos de arquétipos. Os mitos e os contos de fadas envolvem uma narração e a energia psíquica é a experiência vivida em nós. Cada um deles é um complexo universal e realizar o processo universal no particular é o mesmo que o processo de individuação. Jung nos deixou esse aprendizado: "Quer o homem compreenda ou não o mundo dos arquétipos, deverá permanecer consciente do mesmo, pois nele o homem ainda é natureza e está conectado com suas raízes".[265] Somos um novelo de fios arquetípicos, promovendo constantes transformações, na busca incessante de harmonia. Temos em nós um pouco de Zeus, Apolo, Atena, Eros, Afrodite, Prometeu e outros deuses e deusas. A saída criativa é deixar o ego

---

[265] JUNG, C. G. *Os arquétipos e o inconsciente coletivo*. Petrópolis: Vozes, 2013. § 174.

com abertura e com menos possibilidades das representações de divindades se instalarem de forma unilateral. Geralmente o mais confortável é ficarmos no que consideramos certo, baseados no literal, mas precisamos resgatar o mundo imaginal para não ficarmos presos no literal. Algumas coisas só podem ser compreendidas quando mergulhamos no poético.

A vida é feita de trocas e mudanças e quando não ocorrem, adoecemos. De modo similar, angústia é oportunidade de mudarmos algo que não está bom. O passado e o futuro estão no presente. Aqui, no momento presente, temos muito o que fazer! Outra forma de acessar o inconsciente e promover cura é pela ampliação dos sonhos, muito utilizada por Jung no seu autoconhecimento e nas análises dos seus clientes, em observações e estudos específicos sobre o tema.

5.2.2 Ampliação de sonhos

O sono pode ser entendido como uma fonte importante para a regeneração física e a integração psicológica, por meio do repouso normal e periódico. De acordo com diferentes estudos e em diferentes áreas, temos em média cinco sonhos por noite de sono, que ocorrem no estado REM. Os sonhos têm várias funções e na linguagem junguiana podem ser compreendidas como compensatórias, pedagógicas ou premonitórias.

Segundo Jung, o sonho revela tendências psíquicas: "O sonho é, portanto, um produto natural e altamente objetivo da psique, do qual podemos esperar indicações ou pelo menos pistas de certas tendências básicas do processo psíquico".[266] Assim sendo, o sonho pode ser comparado como uma fotografia, que mostra a realidade psíquica do indivíduo em determinado momento, com informações interessantes para a compreensão do seu simbolismo. Na ampliação do sonho, que realizamos em sessão de análise, comparece a sabedoria inconsciente que traz informações para a consciência, podendo fazer sentido para o sonhador e ser usado por ele de forma construtiva para ressignificar sua vida e seu entorno relacional.

Para Jung, os sonhos sempre foram seus guias, pois eles contêm imagens e associações de pensamentos que não são criados pela intenção consciente. Os sonhos são produtos do inconsciente e quando ampliados auxiliam no processo de autoconhecimento. Nesse sentido, é importante percebermos que analisar não é interpretar. Analisar é ampliar e devolver

---

[266] Idem. *O eu e o inconsciente*. Petrópolis: Vozes, 2013. § 210.

o conteúdo, que na maioria das vezes tem muito sentido e significado para o cliente. Jung já dizia: "Os sonhos nos dão informações sobre a vida interior, oculta, e nos desvendam componentes da personalidade do paciente".[267] O que aparece nos sonhos é conteúdo interessante, envolvendo tempo, espaço, energia e movimento, que só tem sentido, quando faz sentido para o cliente.

Não existe uma técnica específica para ampliarmos sonhos, porém Jung nos deixou orientações para que o processo ocorra, abarcando a causalidade e a finalidade: "Os sonhos são imparciais, não sujeitos ao arbítrio da consciência, produtos espontâneos da psique inconsciente. São pura natureza e, portanto, de uma verdade genuína e natural; são mais próprios do que qualquer outra coisa."[268]

É importante que a compreensão dos sonhos aconteça em ambiente de análise e que ocorra um diálogo entre sonhador, analista e sonho na ampliação, pela associação e a contextualização. É necessário estarmos atentos ao sentido simbólico que o conteúdo do sonho nos traz. Com a experiência de ampliação de sonhos que realizo com meus clientes durante anos, posso afirmar que, após ampliação, a compreensão do sonho torna-se bem diferente da compreensão inicial que se realizou apenas pelo nível da consciência. Em outras palavras, ampliar sonhos é uma rica oportunidade de trazer o inconsciente à luz da consciência.

Para uma maior compreensão, apresento uma expressão criativa em forma de ensaio, que denominei "Sonhos: reais ou imaginários?". De algum modo, contemplo os conteúdos junguianos: consciente e inconsciente, símbolos, arquétipos, mitologia e espiritualidade. Estabeleço também conexões simbólicas entre o real e o imaginário, com músicas, poesias, ditos populares e mitos.

Posteriormente, amplio aspectos que envolvem as coincidências significativas, que denominamos de sincronicidade.

5.2.3 Sonhos: reais ou imaginários?

Os sonhos são processos psíquicos estudados por diferentes áreas e, principalmente, pela psicologia. O ciclo do sono e dos sonhos é interligado. Todos nós sonhamos, porém muitas vezes não conseguimos lembrar do conteúdo do sonho. De modo geral, também relacionamos o sonho com

---

[267] Idem. Ab-reação, análise dos sonhos e transferência. Petrópolis: Vozes, 2013. § 326.

[268] Idem. Civilização em transição. Petrópolis: Vozes, 2013. § 317.

imaginação, devaneio, encantamento, ficção, utopia e, para muitos, sonhar é render-se à ilusão por querer muito alguma coisa. Diante dessas possibilidades, surgem questionamentos se os sonhos são reais ou imaginários.

A vida onírica de Carl Gustav Jung era intensa. Desde cedo seus sonhos o tocavam muito. Da mesma forma, ampliava os sonhos de seus clientes, que faziam muito sentido para a compreensão do psiquismo humano. Em toda obra de Jung não existe um único livro sobre sonhos, no entanto ele evidencia os sonhos no decorrer da sua teoria. Vale lembrar que pelos sonhos ele se aproximou de Freud e depois foi um dos motivos que gerou desencontro e ruptura com ele.

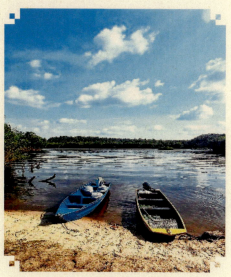

Fotografia 17 - Sonhos.
Fonte: a autora.

Segundo Jung, os sonhos podem ser uma reação inconsciente perante a uma situação consciente, que pode surgir a partir de um conflito, contribuindo para modificar uma atitude: "Os sonhos, afirmo eu, comportam-se como compensações da situação da consciência em determinado momento".[269] Também pode ser algo que em princípio não tenha uma relação com a situação consciente, porém com o trabalho de ampliação poderá fazer sentido. O sonho tem diferentes funções e as principais são compensatória, pedagógica e premonitória. Tanto os sonhos que acontecem no período do sono quanto aqueles que nos atravessam em vigília, também chamados de devaneios ou fantasias, apontam para nossos desejos mais íntimos e, por isso mesmo, precisamos levá-los a sério.

É importante lembrar que Jung viu o sonho como qualquer outro conteúdo psíquico e fez severas críticas à sua interpretação causal: "Quando se trata de explicar um fato psicológico, é preciso não esquecer que todo fenômeno psicológico deve ser abordado sob um duplo ponto de vista, ou seja, do ponto de vista da causalidade e do ponto de vista da finalidade."[270]

---

[269] Idem. A natureza da psique. Petrópolis: Vozes, 2013. § 487.
[270] Ibidem, § 456.

De modo idêntico, ele nos orienta para serem levadas em consideração as recordações do sonhador, pela evidente relação associativa com o conteúdo do sonho:

> Para explicar psicologicamente os sonhos, devemos, portanto, primeiramente investigar as experiências precedentes, de que se compõem. Assim, no que diz respeito a cada uma das partes da imagem onírica, devemos remontar até seus antecedentes.[271]

É uma forma de entendermos o simbolismo do inconsciente pessoal e coletivo, em forma de arquétipos, por meio dos contos de fadas, da religião, dos mitos, da arte e de todas as manifestações culturais.

A mitologia grega contribui no entendimento dos sonhos. Hipnos é considerado o deus do sono, que vivia sempre em paz e silêncio. Ele e sua esposa tiveram quatro filhos: Morfeu, deus dos sonhos bons ou abstratos, Ícelo, deus dos pesadelos, Fântaso, criador dos objetos inanimados, monstros, quimeras e devaneios e Fantasia, deusa do delírio e da fantasia.[272] O mais conhecido é Morfeu, um deus alado, que tem a habilidade de assumir qualquer forma humana e aparecer nos sonhos das pessoas. A frase vá para os braços de Morfeu sugere ter um sono tranquilo, com bons sonhos. Ao mesmo tempo, a história registra que o pai Hipnos e o filho Morfeu simbolizam avanços para o campo da saúde.[273] Vindo e encontro, em 1806, o farmacêutico alemão Friedrich Sertüner desenvolveu a alcaloide do ópio, conhecida por morfina, inspirado em Morfeu. Mais tarde, o médico James Braid, em 1843, batizou como *hypnotism* (hipnotismo) sua técnica de indução de um transe semelhante ao sono.

A nossa cultura reproduz no seu contexto conhecimentos em forma de ditos populares ou provérbios acerca do ato de sonhar, retratando diferentes realidades. Algumas pessoas são otimistas e afirmam que precisamos sonhar acordados ou sonhar de olhos abertos para mantermos acesa a chama da esperança diante das dificuldades, até porque sonhar não custa nada. Outras são mais ponderadas, afirmando que visão sem ação é sonho e uma ideia não executada, transforma-se em sonho. Há aquelas que alertam sobre as melancolias da vida: homem só envelhece quando os lamentos substituem seus sonhos. De forma idêntica, algumas pessoas ironizam situações, talvez

---

[271] *Ibidem*, § 451.

[272] GRIMAL, P. *Dicionário da mitologia grega e romana*. Rio de Janeiro: Bertrand Brasil, 2000. *Passim*.

[273] VEJA. *Hipnos e Morfeu*. Disponível em: https://veja.abril.com.br/coluna/sobre-palavras/hipnos-morfeu-e--o-sono-das-palavras. Acesso em: 20 fev. 2022.

com a intenção de tornar a vida mais leve: o ladrão tem trabalho leve e sonhos ruins e o amor é um sonho, e o casamento um despertador. Isso nos leva a pensar no contexto atual: roubos e sonhos desfeitos estão tão naturalizados!

Os poetas, por sua vez, afirmam em seus versos que vivemos enquanto tivermos sonhos. Isso se confirma com Clarice Lispector, que não tinha medida para dizer o que pensava: "Se bem que embora acordados alguns saibam que se vive em sonho real. O que é vida real? Os fatos? Não, a vida real só é atingida pelo que há de sonho na vida real."[274] Enquanto isso, Carlos Drummond de Andrade exalta o sonhar e amar: "Além, muito além do sistema solar, até onde alcançam o pensamento e o coração, vamos! [...]".[275] E ele complementa: "Como nos enganamos fugindo ao amor!".[276]

Os sonhos nos acompanham há muito tempo. Independentemente de credo, eles também envolvem o campo da espiritualidade. Na Bíblia, por exemplo, os sonhos comparecem com o sentido de Deus se manifestar e conversar com seu povo. Existem relatos de que naquela época várias pessoas tiveram sonhos de Deus, com planos para o futuro, como podemos constatar ao aparecer em sonho para José, um anjo do Senhor disse: "José, filho de Davi, não temas receber Maria, tua mulher, porque o que nela foi gerado é do Espírito Santo. Ela dará à luz um filho e lhe porás o nome de Jesus, porque ele salvará o seu povo dos pecados deles."[277]

Algumas vozes divinas, como a de Maria Bethânia, cantam o que denominamos de sonhar: "Sonho meu, sonho meu, vá buscar quem mora longe, sonho meu. Vá mostrar essa saudade, sonho meu, com a sua liberdade, sonho meu [...] Sinto o canto da noite na boca do vento, fazer a dança das flores no meu pensamento".[278] Em "Sonho impossível", ela nos fala de persistência:

> Sonhar mais um sonho impossível, lutar quando é fácil ceder.
> Vencer o inimigo invencível, negar quando a regra é vender.
> Sofrer a tortura implacável, romper a incabível prisão [...]
> E assim, seja lá como for, vai ter fim a infinita aflição. E o
> mundo vai ver uma flor brotar do impossível chão.[279]

---

[274] LISPECTOR, C. *Um Sopro de Vida*: Pulsações. Rio de Janeiro: Nova Fronteira, 1978. p. 74.

[275] ANDRADE. C. D. *Amar se aprende amando*. São Paulo: Companhia das Letras, 2018. p. 17.

[276] *Ibidem*, p. 15.

[277] BÍBLIA Sagrada. *Mateus 1:20-21*. São Paulo: Sociedade Bíblica do Brasil, 1993. p. 3.

[278] BETHÂNIA, M. *Sonho meu*. Polygram, 1992.

[279] BETHÂNIA, M. *Sonho impossível*. Polygram, 1992.

Sonhar nos faz dançar, flutuar e imaginar... "Agora eu vou sonhar", com Titãs, convida-nos a mergulhar no sonho:

> Agora eu vou sonhar, eu vou sonhar mais alto. E cada sonho meu, há de tornar mais leve o salto. Agora eu vou sonhar, eu vou sonhar mais livre. E vou pedir a Deus que o sonho não me escravize [...] Agora eu vou sonhar, eu vou sonhar maior. E cada sonho meu, há de criar-se ao meu redor.[280]

Raul Seixas, em "Prelúdio", convoca-nos para sonharmos juntos: "Sonho que se sonha só, é só um sonho que se sonha só. Mas sonho que se sonha junto é realidade".[281] O que será que ele, com seu espírito de profundeza, estava sonhando de olhos abertos?

As teorias e as experiências de consultório nos mostram o quanto é importante prestarmos atenção nos sonhos, tanto os sonhados ao dormirmos, quanto os sonhados acordados. Ampliar esses sonhos que ocorrem durante o sono não é tarefa fácil, pois envolve trazer o inconsciente à luz da consciência, pela associação, ampliação e contextualização, que nos possibilita ressignificar velhos padrões. Sonhar de olhos abertos faz parte da vida, mas não podemos perder o foco no tempo presente (Fotografia 17). Viver de forma harmoniosa o presente é o que temos de mais precioso. Gonzaguinha deixa-nos a lição com a canção "Nunca pare de sonhar":

> Não se desespere, nem pare de sonhar. Nunca se entregue, nasça sempre com as manhãs, deixe a luz do sol brilhar no céu do seu olhar. Fé na vida, fé no homem, fé no que virá. Nós podemos tudo, nós podemos mais, vamos lá fazer o que será![282]

5.2.4 Sincronicidade

A teoria da sincronicidade é tão importante que Jung escreveu um livro sobre ela, mostrando conexões entre a Física e a Psicologia Analítica, na tentativa de abordar alguns de seus inúmeros aspectos. Segundo o autor, sob o princípio da causalidade, causa e efeito é uma conexão necessária, porém o princípio da sincronicidade envolve outros aspectos: "O princípio da sincronicidade nos afirma que os termos de uma coincidência

---

[280] TITÃS. *Agora vou sonhar*. Sacos plásticos. Arsenal Music/Universal, 2009.

[281] SEIXAS, R. *Prelúdio*. Gita. Philips Records, 1974.

[282] GONZAGUINHA. *Nunca pare de sonhar*. Grávido. EMI Odeon, 1984.

significativa são ligados pela simultaneidade e pelo significado".[283] É o que podemos observar de forma prática em algumas situações do dia a dia e que muitas vezes é visto apenas como uma mera coincidência. Sincronismo é a ocorrência simultânea de dois fenômenos e sincronicidade vai além, envolve a produção de significado, com mudança de atitude e/ou visão de mundo.

De algum modo, a compreensão do tema requer entendimento acerca das fronteiras da psique. Para maior compreensão da temática, vários autores realizaram e continuam se empenhando em estudos. Entre eles, cito o entendimento de Stein: "Jung formulou a teoria da sincronicidade que permite entender o sistema que envolve matéria e espírito, lançando uma ponte entre tempo e eternidade, da profunda e oculta ordem e unidade entre tudo que existe.[284] É difícil explicar como ocorrem as coincidências significativas pelo conhecimento científico, pois o que é palpável é apenas o significado comum entre os acontecimentos.

Na área da saúde é possível perceber a complexidade da sincronicidade em forma de sintoma. Segundo Denise Ramos, o conceito de sincronicidade está implícito no conceito de doença e símbolo e refere-se à "existência de dois ou mais fenômenos que ocorrem ao mesmo tempo, sem relação de causa ou efeito entre si, mas com relação de significado".[285] De acordo com a autora, imagem e sensação estão presentes simultaneamente no organismo, razão pela qual "toda e qualquer doença é um símbolo, o qual revela uma disfunção no eixo ego-self".[286] Sua expressão ocorre no corpo e na psique simultaneamente e o que vai definir o tipo de ajuda que o cliente procura e o grau de sofrimento.

De forma resumida, fenômenos que envolvem a sincronicidade nos mostram que um conteúdo percebido ao mesmo tempo, por um acontecimento exterior, sem nenhuma conexão causal, também é ligado pela simultaneidade e pelo significado, que pode ser visto como algo abstrato e de difícil compreensão, porém existe e faz parte do psiquismo humano. Portanto, sincronicidade pode ser compreendida como algo atemporal, a-espacial e a-causal, que auxilia na integração de polaridades dos conteúdos conscientes e inconscientes e possibilita maiores ressignificações. Do mesmo modo, a arte e a espiritualidade permitem integração de conteúdos e podem ser expressadas por um processo criativo.

---

[283] JUNG, C. G. *Sincronicidade*. Petrópolis: Vozes, 2013. § 906.

[284] STEIN, M. *Jung*: o mapa da alma, uma introdução. São Paulo: Cultrix, 2006. p. 176-177.

[285] RAMOS, D. G. *A psique do corpo*: a dimensão simbólica da doença. 5. ed. São Paulo: Summus, 2006. p. 72.

[286] *Ibidem*, p. 77.

5.2.5 Arte e espiritualidade

A arte e a espiritualidade se misturam e são de grande importância para a compreensão dos aspectos psíquicos presentes em todos os momentos da nossa vida e, por isso, podem ser vistas de forma integrada pelo processo criativo. Com isso, não pretendo ser reducionista, pois a arte e a espiritualidade são complexas e compreendem várias dimensões.

De forma imaginal e simbólica, arte e espiritualidade envolvem o processo criativo, que é efeito de um processo de conexões, envolvendo o fazer da alma. A arte tem a ver com o belo e o sublime. Podemos dizer que o sublime não é o belo, é o arrebatador! A expressão pela arte e pela espiritualidade propicia organização, sentido e significado e o artista é levado por uma corrente invisível, na qual numinosidade e sensibilidade são integradas.

O trabalho criativo expressa a vida interior e é o elemento que dá sentido e profundidade à existência. A arte fala o que não conseguimos dizer com palavras e o que o self quer expressar. Nosso coração está ali, relacionando, correlacionando e ampliando. Simbolicamente, é o fogo sagrado de Héstia, deusa da espiritualidade, centralizado nas narrativas da lareira.[287] Precisamos também da inteireza e da integridade da Héstia para acessá-las!

Aion, um dos livros de Jung, é uma obra prima e é o estudo mais extenso das ideias de autor sobre o simbolismo cristão, com o esforço de entender a figura de Cristo do ponto de vista psicológico e cristão.[288] Da mesma forma, os *Livros Negros*, lançados recentemente, trazem a mistura do sagrado e do artístico em conexão com a alma.[289] Neles contemplamos a ciência, a arte e a religião. O *Livro Vermelho* é seu destilado, de onde a nigredo foi retirada.[290]

O processo de psicoterapia ou análise envolve a arte e a espiritualidade como oportunidade de aprofundar os múltiplos significados da vida. O que nos afeta e que emoções nos despertam pode ser levado a sério, que não é o mesmo que levar ao pé da letra. Também não é o mesmo que nos fixarmos em um polo ou num lado do problema. É promover a integração das diferenças ou opostos.

---

[287] BOLEN, J. S. *As deusas e a mulher*: nova psicologia das mulheres. São Paulo: Paulus, 1990. p. 158.

[288] JUNG, C. G. *Aion*: Estudo sobre o simbolismo do si-mesmo. Petrópolis: Vozes, 2013. *Passim*.

[289] *Idem. Os livros negros*: cadernos de transformação. Petrópolis: Vozes, 2020. *Passim*.

[290] *Idem. O livro vermelho* – Liber Novus: edição sem ilustrações. 2. Reimpressão. Petrópolis: Vozes, 2016. *Passim*.

Por último, na tentativa de resumir em palavras o que envolve um mergulho na psicologia junguiana, apresento mais um ensaio, um processo criativo que também envolve o fazer da alma. Simbolicamente, enfatizo a renovação, o renascimento e refiro-me à primavera, estação em que tudo floresce. Em Brasília, lugar em que resido e que fica no coração do Brasil, essa estação do ano também é marcada por sol e chuva, com arco-íris enfeitando o céu de brigadeiro. "Quando entrar setembro, que a vida se renove!" é a expressão viva sobre a angústia que se faz presente em momentos difíceis e possibilidades de ressignificação dos conteúdos sombrios em potencialidades criativas. É permeado por aspectos teóricos e práticos que envolvem simbolicamente os quatro elementos da natureza, as estações do ano, o tempo, a patologia, os processos antagônicos, a sensação de controle, o isolamento e as superações, a harmonia, a sincronicidade, a profundeza da alma, o autoconhecimento, as expressões criativas, a coragem, a simplicidade, a fé, a renovação e a alteridade.

5.2.6 Quando entrar setembro, que a vida se renove

Sempre tive a oportunidade de vivenciar os fenômenos da natureza e aprender cada vez mais com eles. Metaforicamente, percebo a vida cíclica como processo de integração dos quatro elementos da natureza, permeada pelas diferentes estações do ano. Primavera, verão, outono e inverno são aprendizagens adquiridas desde

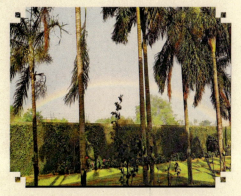

Fotografia 18 - Renovação.
Fonte: a autora.

o berço e a escola primária, hoje denominada Ensino Fundamental, mas nem sempre contextualizadas em nosso viver. Muitas vezes são informações que se perdem em rotinas estressantes, agendas cheias e vazios preenchidos mais intensamente nesse momento, com o mundo virtual. Cada vez mais ouvimos e falamos a famosa frase: Estou sem tempo! Diante de tantas mudanças, para que tanta pressa? Onde queremos chegar? São escolhas que interferem em nosso modo de viver, consequentemente com ou sem qualidade, o que se reflete em harmonia ou mesmo em patologia.

Fica evidente que a pandemia do novo coronavírus veio para nos mostrar que a vida é preciosa e que precisamos cuidar mais dela. Em movimento de sincronicidade, ao ouvir a canção "Sol de Primavera", de Beto Guedes, entrei em sintonia com uma viagem no tempo, que me permitiu estabelecer conexões com o momento atual: "Já choramos muito. Muitos se perderam no caminho. Mesmo assim não custa inventar uma nova canção. Que venha nos trazer o Sol de Primavera. Abre as janelas do meu peito. A lição sabemos de cor. Só nos resta aprender."[291]

Há muitos anos, C. G. Jung estudou a psique humana, buscando a compreensão do ser humano integral e nos orientou sobre a necessidade de estabelecermos uma vinculação maior com a natureza, na busca da totalidade. Naquela época, ele já percebia que o mundo estava caminhando para um isolamento social e separado do que podemos considerar como funcionamento natural. Ao nos sensibilizar com suas afirmações, deixou-nos frases que simbolicamente traduzem a profundeza da alma: "Há alguma coisa semelhante ao sol dentro de nós, e falar em manhã de primavera, tarde de outono da vida não é mero palavrório sentimental, mas expressão de verdades psicológicas."[292]

As ações do ser humano transformam o ciclo natural do universo, interferindo também nas quatro estações e, com as alterações do meio físico, já não fica tão evidente a passagem de uma estação para outra. Elas são necessárias para um ambiente saudável, assim como metaforicamente são necessárias para uma vida psíquica saudável. A primavera sugere força e renovação. O verão nos mobiliza para encontros de otimismo e leveza. O outono concebe nostalgia e amadurecimento. Por fim, o inverno representa recolhimento, interiorização, tristeza, melancolia e depressão. Jung trouxe valiosa contribuição:

> A vida também é amanhã; só compreendemos o hoje se pudermos acrescentá-lo àquilo que foi ontem e ao começo daquilo que será amanhã. Todas as manifestações psicológicas da vida são assim, inclusive os sintomas doentios.[293]

Magaldi Filho enfatiza o processo evolutivo humano, apresenta a alteridade como parte integrativa da fase dos quatorze aos quarenta e cinco anos e, menciona Jung, que compara as diferentes fases da vida com primavera, verão, outono e inverno:

---

[291] GUEDES, B. *Sol de primavera*. EMI Odeon, 1979.

[292] JUNG, C. G. A *natureza da psique*. Petrópolis: Vozes, 2013. § 780.

[293] *Idem. Psicologia do inconsciente*. Petrópolis: Vozes, 2013. § 67.

> Jung faz alusão às fases da vida, empregando analogia com as estações do ano, com duração de vinte anos cada. Iniciando pela primavera, a primeira verdade, o desabrochar da vida; depois vem o verão, o ápice fulguroso da existência; na sequência vem o outono, época de colheita de frutos; e por fim vem o inverno, momento de recolhimento e de investimento para a próxima primavera, do indivíduo ou da humanidade.[294]

É interessante observarmos que a pandemia se alastrou no outono e se intensificou no inverno e, sem pedir licença, estendeu-se pela primavera e verão, fato que permaneceu conosco durante 2020, depois 2021, acompanhando-nos em 2022, resultando em isolamentos e separações. Inicialmente os idosos e as crianças foram privados do contato mútuo e, analogicamente, o outono, o inverno, a primavera e o verão precisam de pontes para novas expressões criativas. Estamos vivendo um ciclo diferenciado, em que a pandemia se faz presente em diferentes estações, ano após ano.

Quando nos deparamos com um padrão que gera angústia, temos como referência um padrão oposto, com grande carga emocional. Alegria e dor são dois processos antagônicos que precisam ser integrados e harmonizados e podem ser mais bem compreendidos com a música "Explode coração" de Gonzaguinha, na voz de Maria Bethânia:

> Chega de tentar dissimular e disfarçar e esconder o que não dá mais pra ocultar [...] Chega de temer, chorar, sofrer, sorrir, se dar. E se perder, e se achar, e tudo aquilo que é viver. Eu quero mais é me abrir e que essa vida entre assim, como se fosse o sol desvirginando a madrugada... Sentindo o meu amor se derramando, não dá mais pra segurar, explode coração.[295]

Durante a pandemia aprendemos de forma sofrida que nossa vida segue, mesmo com as decepções, as mortes, as despedidas e as angústias. Quem não sentiu a falta e o valor de um abraço? Quantos encontros que não puderam existir! Quantos sonhos deixaram de se concretizar! O contato virtual não substitui plenamente a presença física. Mais uma vez a vida nos mostra que as máquinas não conseguem substituir o ser humano em sua totalidade. O aspecto humano sempre está em evidência. Muitos profissionais da saúde estão trabalhando e perdendo suas vidas, socorrendo os infectados.

---

[294] MAGALDI FILHO, W. *Dinheiro, saúde e sagrado*: interfaces culturais, econômicas e religiosas à luz da psicologia analítica. 2. ed. São Paulo: Eleva Cultural, 2009. p. 245. Epígrafe 55.

[295] BETHÂNIA, M. *Explode coração* (autoria de Gonzaguinha). Polygram, 1992.

E os cientistas empenharam-se cada vez mais na descoberta e propagação da cura: a vacina! Todos vacinados? Sonho ou realidade? Fica nítido que não temos o controle da vida e continuamos nos agarrando à ilusão do controle como uma bengala, que nos conforta, mas não resolve a situação. Como é difícil entender a frase um dia, quem sabe! De forma semelhante, como é complicado compreendermos a dor da saudade.

Nas ruas percebemos as pessoas aos poucos no vai e vem. Os carros aceleram, mesmo que a vida ainda exija cautela. Os bancos nos parques ainda não estão totalmente tomados. As escolas ainda não estão totalmente ocupadas, nos becos e nos bares há perspectiva de sobrevivência. Sempre um novo dia chega para manter viva a nossa esperança. Hora de nos darmos as mãos e superarmos o que seguramos com o milagre da fé, que durante a fase inicial da pandemia foi vivida fora dos nossos templos. Quando entrar setembro, as chuvas virão para amenizar as secas da vida e o arco-íris nos guiará com suas cores (Fotografia 18). Precisamos dar voz ao aspecto emocional e transformarmos o que não está bom, do mesmo modo que as chuvas molham a natureza, resultando em renovação. O tempo de Khronos, que nos incentivou a cumprir agendas em nossas casas, muitas vezes com mais trabalho e cansaço, poderá dar espaço para o tempo de Kairós, tão presente nessa transformação de morte em vida. Refiro-me às mortes simbólicas e reais que ocorrem no cotidiano, que nos fazem lembrar da necessidade de deixar o velho padrão morrer para o novo entrar. É tempo de adaptações. O que precisa morrer para nos tornarmos mais humanos?

Em *Eclesiastes 3*, escrito há muito tempo e com muito sentido agora em tempos de pandemia, encontramos reflexões sobre termos tempo para tudo, que vêm de encontro as minhas ampliações e envolvem processos antagônicos que podem ser integrados:

> Tudo tem o seu tempo determinado, e há tempo para todo o propósito debaixo do céu:
>
> há tempo de nascer e tempo de morrer; tempo de plantar e tempo de arrancar o que se plantou;
>
> tempo de matar e tempo de curar; tempo de derribar e tempo de edificar.[296]

---

[296] BÍBLIA Sagrada. *Eclesiastes 3*. São Paulo: Sociedade Bíblica do Brasil, 1993. p. 666.

Beto Guedes, mais uma vez, convida-nos para a vida: "Já sonhamos juntos. Semeando canções ao vento. Quero ver crescer nossa voz. No que falta sonhar".[297] É preciso coragem para escutarmos a voz dos nossos sonhos e agirmos com o coração. Sempre existe outra possibilidade! A vida é um sopro e nos convida para cuidarmos mais de nós e dos outros, respeitando espaços e limitações. O amor, o respeito e a humildade se manifestam em gestos que fazem a diferença em qualquer campo relacional. Precisamos da ausência para valorizar a presença. Da mesma forma, precisamos cuidar da nossa casa física, da nossa casa interior e também da nossa casa "mundo", que é o grande desafio. Não precisamos de muito para sermos felizes. O belo, o bom, a inteireza, o verdadeiro e o duradouro se concretizam na simplicidade. E quando entrar setembro, que venha a primavera e anuncie vida em renovação!

---

[297] GUEDES, B. *Sol de primavera*. EMI Odeon, 1979.

CONCLUSÃO

Estudar Carl Gustav Jung envolve processo contínuo de inspiração. São infinitas as possibilidades de aprendizagem ao entrarmos em contato com seus pressupostos teóricos. Além da sua grande capacidade de conhecer o funcionamento do psiquismo com cunho científico, ele se mostrou muito humano no campo da psicoterapia. Cada ser humano é único, ao mesmo tempo complexo, integral e precisa ser acolhido e respeitado com esse olhar em todas as fases do seu desenvolvimento. Não existe uma receita pronta para trabalharmos com as dores psíquicas, que podem se manifestar de diferentes formas. Transformar processos patológicos em aspectos saudáveis envolve a harmonização entre o conhecimento da teoria e a prática clínica.

Nesse sentido, percebo que Jung contribuiu significativamente, mostrando-nos alguns caminhos já percorridos por ele e seus clientes. A energia psíquica está presente o tempo todo e existem algumas possibilidades que facilitam trazer o inconsciente à luz da consciência. Podemos dizer que o contato com a natureza é essencial para o ser humano, pois ela nos mostra concretamente que a vida é cíclica e alquímica. Além de sermos marcados pela herança da genética física, herdamos também aspectos emocionais transmitidos por várias gerações que nos antecedem. Para tanto, a compreensão dos mitos e dos contos de fadas, com o reconhecimento de como atuam os arquétipos em nós, facilita a compreensão do nosso psiquismo.

Outras formas se fazem presentes e contribuem para a integração do inconsciente com o consciente, num contínuo processo de aprimoramento. Pela ampliação dos sonhos podemos entender simbolicamente nossos conteúdos internos, que geralmente são compensatórios, premonitórios ou pedagógicos. De modo idêntico, a sincronicidade, a espiritualidade e as expressões criativas, nas suas diferentes formas de manifestação, auxiliam o entendimento dos processos inconscientes e possibilitam a transformação dos nossos conteúdos patológicos em aspectos saudáveis.

O grande desafio é integrarmos e harmonizarmos seis grandes dimensões da nossa vida: família, trabalho, corpo, amor, relações sociais e espiritualidade. Para tanto, é necessário promovermos o autoconhecimento, que favorece a autoestima, a autonomia e possibilita escolhas saudáveis. O sofrimento comparece quando nos fixamos num padrão com muita intensidade e unilateralidade. A integração de polos opostos nos permite a ressignificação de padrões patológicos e, consequentemente, transcendermos e vivermos com mais harmonia.

Vindo ao encontro, evidencio o pensar com sabedoria de um poeta muito conhecido, que aos 74 anos exprimiu sua visão profunda sobre a vida:

> A vida é o dever que nós trouxemos para fazer em casa.
> Quando se vê, já são seis horas!
> Quando se vê, já é sexta-feira!
> Quando se vê, já é natal...
> Quando se vê, já terminou o ano...
> Quando se vê perdemos o amor da nossa vida.
> Quando se vê passaram 50 anos!
> Agora é tarde demais para ser reprovado...
> Se me fosse dado um dia, outra oportunidade, eu nem olhava o relógio.
> Seguiria sempre em frente e iria jogando pelo caminho a casca dourada e inútil das horas.[298]

As palavras de Quintana nos sensibilizam para a saída do universo literal e a entrada no mundo imaginal e simbólico. Com a sua escrita, deixou-nos ampliações sobre o tempo de Khronos e Kairós e ressignificações que ocorreram no seu processo de individuação. Assim como o poeta, cada um de nós, com o seu caminhar evolutivo pode contribuir com o fazer da alma, que envolve um chamado maior, para o despertar de novas transformações no seu interior, no seu entorno relacional e no mundo.

Culmino ressaltando a importância da psicologia analítica, que favorece o encontro e a travessia de infinitos portais da alma, por meio das conexões criativas e integradoras da natureza psíquica.

---

[298] QUINTANA, M. *Seiscentos e sessenta e seis*. Esconderijos do tempo. Porto Alegre: L&PM, 1980. *Passim.*

REFERÊNCIAS

ABERASTURY, A. KNOBEL, M. *Adolescência normal:* um enfoque psicanalítico. 3. ed. Porto Alegre: Artes Médicas, 1983.

ALVES, R. *A alegria de ensinar* (Lagartas e borboletas). São Paulo: Ars Poética, 1994.

ALVES, R. *As melhores crônicas de Rubem Alves.* São Paulo: Papirus, 2010.

ALVES, R. *Entre a ciência e a sapiência:* o dilema da educação. São Paulo: Loyola, 1999.

ALVES, R. Por uma educação romântica. Gaiolas ou Asas. Campinas-SP: Papirus, 2002.

ANDRADE, C. D de. *Amar se aprende amando.* São Paulo: Companhia das Letras, 2018.

ARANTES, G. *Planeta terra.* Festival MPB Shell, 1981.

ARIÉS, P. *História social da criança e da família.* 2. ed. Rio de Janeiro: Zahar, 1981.

ASSIS, M. de. *Memórias póstumas de Brás Cubas.* São Paulo: Ateliê, 2001.

BACHELARD, G. *A psicanálise do fogo.* Lisboa: Estúdios, 1972.

BAIR, D. *Jung, uma biografia.* Porto Alegre: Globo, 2006.

BARROS, M. de. *Ensaios fotográficos* (Borboletas). Rio de Janeiro: Record, 2000.

BARROS, M. de. *Cantigas por um passarinho à toa.* Rio de Janeiro: Record, 2003.

BAUMAN, Z. *Amor líquido:* sobre a fragilidade dos laços humanos. Rio de Janeiro: Zahar, 2004.

BAUMAN, Z. *O mal-estar da pós-modernidade.* Rio de Janeiro: Zahar, 1998.

BETHÂNIA, M. *Explode coração.* Polygram, 1992.

BETHÂNIA, M. *Sonho impossível.* Polygram, 1992.

BETHÂNIA, M. *Sonho meu.* Polygram, 1992.

BUARQUE, C. *O grande circo místico.* Som Livre, 1983.

BYAFRA. *Sonho de Ícaro.* Existe uma ideia. Ariola, 1984.

BÍBLIA Sagrada. São Paulo: Sociedade Bíblica do Brasil, 1993.

BOECHAT, W. *A Mitopoese da psique, mito e individuação*. Petrópolis: Vozes, 2009.

BOLEN, J. S. *As deusas e a mulher*: nova psicologia das mulheres. São Paulo: Paulus, 1990.

BONS FLUIDOS. *Os Mitos e Você*. São Paulo: Abril, 2004, n. 65, p. 39-40.

BRANDÃO, J. S. *Dicionário mítico-etimológico da mitologia grega*. Petrópolis: Vozes, 1991. V. 1, 2 e 3.

BRANDÃO, J. S. *Mitologia Grega*. Petrópolis: Vozes, 1986. V. 1.

BRASIL. *Constituição da República Federativa do Brasil*, de 15 de novembro de 1988. Brasília, DF: Palácio do Planalto, Presidência da República.

BRASIL. *Estatuto da Criança e do Adolesce*nte - ECA. Lei Federal n. 8069, de 13 de julho de 1990.

BRASIL. *Estatuto da Primeira Infância*. Lei n. 13.257, de 8 de março de 2016.

CALLIGARES, C. *A adolescência*. São Paulo: Publifolha, 2000.

CAMÕES, L. V. de. *Amor é fogo que arde sem se ver*. São Paulo: Ediouro, 1997.

CAMPBELL, J. *As Máscaras de Deus mitologia ocidental*. Rio de Janeiro: Palas Athena, 1992.

CAMPBELL, J. *O herói de mil faces*. São Paulo: Cultrix, 1989.

CAROLINA, A. *Tolerância*. Dois quartos. Sony BMG, 2006.

CAYMMI, D. *Você já foi à Bahia?* Anjos do Inferno. Gravadora Musicolor/Continental, 1968.

CAVALCANTI, R.; CAVALCANTI, M. *Tratamento clínico das inadequações sexuais*. 3. ed. São Paulo: Roca, 2006.

CHEVALIER, J.; GHEERBRANT, A. *Dicionário de símbolos*: mitos, sonhos, costumes, gestos, formas, figuras, cores, números. Londrina: Universidade Estadual de Londrina, 2013.

CHITÃOZINHO E XORORÓ. *Terra tombada*. Gravadora Copacabana, 1986.

CHOPRA, D. *Corpo sem idade, mente sem fronteiras*. Rio de Janeiro: Rocco, 1996.

CID 10, *Código Internacional de Doenças da Organização Mundial da Saúde (OMS)*. 5. ed. Porto Alegre: Artmed, 2014. Classificação estatística internacional de doenças e problemas relacionados à saúde. 10. ed. rev. São Paulo: Universidade de São Paulo, 1997.

CIDADE NEGRA. *Sobre todas as forças*. Epic, 1994.

COLEÇÃO: *Divindades gregas*: São Paulo: Editora Abril, 2004.

CORALINA, C. *O cântico da terra*. Textos e contextos: poemas dos becos de Goiás e estórias mais. São Paulo: Global, 1997.

CORALINA, C. *Vintém de cobre:* meias confissões de Aninha. São Paulo: Ed. Global Gaia, 2007, 9ª ed.

COUTO, M. *Mar me quer*. Moçambique, Portugal: Cena Lusófona, 2000.

DEL PRIORE, M. *História das mulheres do Brasil.* São Paulo: Contexto, 2004.

DELORS, J. (org.). *Educação um tesouro a descobrir* - Relatório para a Unesco da Comissão Internacional sobre Educação para o Século XXI. 7. ed. São Paulo: Cortez, 2012.

DISTRITO FEDERAL. *Currículo em Movimento da Educação Básica: Educação Infantil.* 2ª ed. Brasília: SEEDF, 2018.

DOLLE, J-M. *Para compreender Jean Piaget*. Rio de Janeiro: Zahar, 1975.

DSM-5. Manual diagnóstico e estatístico de transtornos mentais. 5. ed. Porto Alegre: Artmed, 2014.

EDINGER, E. *Anatomia da psique*: o simbolismo alquímico na psicoterapia. São Paulo: Cultrix, 2006.

EDINGER, E. *Ego e arquétipo*: uma síntese fascinante dos conceitos psicológicos fundamentais de Jung. São Paulo: Cultrix, 1972.

ELIADE, M. *Imagens e símbolos*. Lisboa: Arcádia, 1972.

ERIKSON, E. H. *O ciclo de vida completo*. Porto Alegre: Artes Médicas, 1998.

FERNANDES, P. *Pássaro de fogo*. Belo Horizonte, Universal Music, 2009.

FÉRES-CARNEIRO, T. *Aliança e sexualidade no casamento e re casamento contemporâneo.* Psicologia: teoria e pesquisa, 3, 250-261, Porto Alegre, 1987. Disponível em: https://periodicos.unb.br/index.php/revistaptp/article/view/17025. Acesso em 20 fev 2022.

FÉRES-CARNEIRO, T. *Casamento contemporâneo*: o difícil convívio da individualidade com a conjugalidade. Psicologia: reflexão e crítica, 1998 - SciELO Brasil. Disponível em: https://www.scielo.br/j/prc/a/WGzgV8McnFxCvXdy3wndy4F/abstract/?lang=pt. Acesso em: 20 fev. 2022.

FORDHAM, M. *A criança como indivíduo*. São Paulo: Cultrix, 2006.

FORDHAM, M. *Casamento contemporâneo:* o difícil convívio da individualidade com a conjugalidade. Psicologia: reflexão e crítica, v.11, n. 2. Porto Alegre, 1998.

FREUD, S. *O mal-estar na civilização*. Stanford Brasileira das Obras Completas de Sigmund Freud, Vol. XXI. Rio de Janeiro: Imago, 1996.

FREUD, S. *Resumo das Obras Completas.* Rio de Janeiro: Atheneu, 1984.

FUNDO DE QUINTAL. *Realidade.* Seja sambista. Rio de Janeiro: RGE, 1984.

GALVÃO, I. *Henri Wallon*: uma concepção dialética do desenvolvimento infantil. Petrópolis, RJ: Vozes, 2000.

GANDON, O. *Deuses e heróis da mitologia grega e latina.* São Paulo: Martins Fontes, 2000.

GIL, G. *Não chore mais.* Macapá, Elektra, 1979.

GIL, G. *Super-homem* - a canção, disco Realce. 1979.

GONZAGUINHA. *Nunca pare de sonhar*. Grávido. EMI Odeon, 1984.

GONZAGUINHA. *O que é o que é?* Caminhos do coração. EMI Odeon, 1982.

GONZÁLEZ REY, F. *Pesquisa qualitativa e subjetividade*: os processos de construção da informação. São Paulo: Pioneira Thomson Learning, 2005.

GRAY, J. *Oráculo de homens são de marte, mulheres são de vênus.* São Paulo: Pensamento, 2008.

GRIMAL, P. *Dicionário da mitologia grega e romana.* Rio de Janeiro: Bertrand Brasil, 2000.

GRIMM, I. *Contos de Fada.* São Paulo: Iluminuras, 2002.

GUEDES, B. *Sol de primavera.* EMI Odeon, 1979.

GUERRA, M. H. R. M. *O livro vermelho:* o drama de amor de C. G. Jung. São Paulo: Linear B, 2011.

HESÍODO. *Os trabalhos e os dias.* Trad. intr. e comentários por Mary de Camargo Neves Lafer. São Paulo: Iluminuras, 2002.

HILLMAN, J. *O código do ser:* em busca do caráter e da vocação pessoal. Rio de Janeiro: Objetiva, 2001.

HILLMAN, J. *Psicologia alquímica.* Petrópolis: Vozes, 2011.

HILLMAN, J. *Suicídio e alma.* Petrópolis: Vozes: 1993.

HOFFMAN, E. *A sabedoria de Carl Jung.* São Paulo: Palas Athena, 2005.

HOLLIS, J. *A passagem do meio*: da miséria ao significado da meia-idade. São Paulo: Paulus, 2019.

HOLLIS, J. *Sob a sombra de Saturno:* a ferida e a cura do homem. São Paulo: Paulus, 1997.

HUTIN, S. *História geral da alquimia.* São Paulo: Pensamento, 2017.

IJEP - https:/www.ijep.com.br - II congresso online, palestra sobre Alquimia, 2017.

IJEP - https://www.ijep.com.br - V congresso online, palestra Héstia: a deusa da lareira e da espiritualidade, 2020.

IJEP - https://www.ijep.com.br - VI congresso online, palestra cosmovisão, meio ambiente e sustentabilidade, 2021.

IJEP - https://www.ijep.com.br - VII congresso online, palestra cancelamento e negativação, 2022.

JOBS, S. *Transcrição completa do discurso.* Disponível em: https://Steve Jobs - macmagazine.uol.com.br > post > 2008/12/12 > transcricao-completa. Acesso em: 20 fev 2022.

JOBIM, T. Águas de março. Matita Perê. Nova Iorque: Philips Records, 1973.

JUNG, C. G. *A natureza da psique.* O/C 8/2. Petrópolis: Vozes, 2013.

JUNG, C. G. *A prática da psicoterapia.* O/C 16/1. Petrópolis: Vozes, 2013.

JUNG, C. G. *A vida simbólica.* O/C 18/1. Petrópolis: Vozes, 2013.

JUNG, C. G. *Ab-reação, análise dos sonhos e transferência.* O/C 16/2. Petrópolis: Vozes, 2013.

JUNG, C. G. *Aion*: Estudo sobre o simbolismo do si-mesmo. O/C 9/2. Petrópolis: Vozes, 2013.

JUNG, C. G. *Civilização em transição*. O/C 10/3. Petrópolis: Vozes, 2013.

JUNG, C. G. *Entrevistas e encontros*. São Paulo: Cultrix, 1977.

JUNG, C. G. *Estudos alquímicos*. O/C 13. Petrópolis: Vozes, 2013.

JUNG, C. G. *Fundamentos da psicologia analítica*. Petrópolis: Vozes, 1985.

JUNG, C. G. *Memórias, sonhos e reflexões*. Rio de Janeiro: Nova Fronteira, 1987.

JUNG, C. G. *O desenvolvimento da personalidade*. O/C 17. Petrópolis: Vozes, 2013.

JUNG, C. G. *O Eu e o inconsciente*. O/C 7/2. Petrópolis: Vozes, 2013.

JUNG, C. G. *O homem e seus símbolos*. 3ª ed. Rio de Janeiro: Harper Collins, 2016.

JUNG, C. G. *O livro vermelho* - Liber Novus: edição sem ilustrações. 2ª Reimpressão. Petrópolis, RJ: Vozes, 2016.

JUNG, C. G. *Os Arquétipos e o inconsciente coletivo*. O/C 9/1. Petrópolis: Vozes, 2013.

JUNG, C. G. *Os livros negros:* cadernos de transformação. Petrópolis: Vozes, 2020.

JUNG, C. G. *Presente e futuro*. O/C 10/1. Petrópolis: Vozes, 2013

JUNG, C. G. *Psicogênese das doenças mentais*. O/C 3. Petrópolis: Vozes, 2013.

JUNG, C. G. *Psicologia e alquimia*. O/C 12Petrópolis: Vozes, 2013.

JUNG, C. G. *Psicologia do inconsciente*. O/C 7/1. Petrópolis Vozes, 2013.

JUNG, C. G. *Símbolos da transformação*. O/C 5. Petrópolis: Vozes, 2013.

JUNG, C. G. *Sincronicidade*. Petrópolis: Vozes, 2013

JUNG, C. G. *Tipos psicológicos*. O/C 6. Petrópolis: Vozes, 2013.

JUNG, E. *Animus e anima*. São Paulo: Cultrix, 2006.

KLEIN, M. Amor, culpa e reparação e outros trabalhos. Rio de Janeiro: Imago, 1996.

LACAN, J. *O seminário, livro 11:* os quatro conceitos fundamentais da psicanálise. 2. ed. Rio de Janeiro: Zahar, 1985.

LEGIÃO URBANA. *Pais e filhos*. As quatro estações. EMI Odeon, 1989.

LEGIÃO URBANA. *Os anjos*. O descobrimento do Brasil. EMI Odeon, 1993.

LEGIÃO URBANA. *Tempo perdido*. Dois. EMI Odeon, 1986.

LENINE. *Intolerância*. Em trânsito. Rio de Janeiro: Universal Music, 2018.

LENINE. *Paciência*. Na pressão. Sony BMG, 1999.

LIEVEGOED, B. *Fases da vida*: crises e desenvolvimento da individualidade. São Paulo: Antroposófica, 1994.

LIPOVETSKY, G. *O império do efêmero*: a moda e seu destino nas sociedades modernas. São Paulo: Companhia de Letras, 2005.

LISPECTOR, C. *A Hora da estrela*. 12. ed. Rio de Janeiro: Rocco, 1998.

LISPECTOR, C. *Perto do coração selvagem*. 9 ed. Rio de Janeiro: Nova Fronteira, 1980.

LISPECTOR, C. *Um Sopro de Vida*: Pulsações. Rio de Janeiro: Nova Fronteira, 1978.

MACHADO, L. V. *Mitos gregos*: o voo de Ícaro e outras lendas. São Paulo: Ática, 2005. Disponível em: https://www.coletivoleitor.com.br/wp-content/uploads/2019/08/mitos-gregos-classicos-em-quadrinhos.pdf. Acesso em: 20 fev. 2022.

MAGALDI FILHO, W. *Dinheiro, saúde e sagrado*: interfaces culturais, econômicas e religiosas à luz da psicologia analítica. 2. ed. São Paulo: Eleva Cultural, 2014.

MARX, P.; JORGE, S. *Espelhos d'água*. Ficar com você. Lux, 1995.

MATOGROSSO, N. *Inclassificáveis*. (Arnaldo Antunes-1996). EMI, 2008.

MEC/SEF. *Referencial Curricular Nacional para a Educação Infantil/Ministério da Educação e do Desporto*, Secretaria de Educação Fundamental. Brasília: 1998.

MCGUIRE, W.; HULL, R. F. C. *C. G. Jung:* entrevistas e encontros. São Paulo: Cultrix, 1997.

MENEZES, R. A. *Em busca da boa morte:* antropologia dos cuidados paliativos. Rio de Janeiro: Garamond: Fiocruz, 2004.

MODUGNO, D. *A distância* (Lontananza). A personalidade de Francisco Petrônio. Continental, 1971.

MONTE, M. *Amor I love you*. Memórias, crônicas e declarações de amor. Phonomotor Records/EMI, 2000.

MONTE, M. *Não é proibido*. Phonomotor, 2008.

MONTESSORI, M. (1870-1952). *A educação e a paz*. Trad. Sonia Maria Alvarenga Braga. Campinas: Papirus, 2004.

MORAIS, V. de. *Livro de sonetos*. São Paulo: Companhia das Letras, 1991.

MOREIRA, M. B., MEDEIROS, C. A. *Princípios básicos de análise comportamental*. Porto Alegre: Artmed, 2007.

MORENO, J. L. *Psicodrama*. São Paulo: Cultrix, 1984.

NASCIMENTO, M. *Cio da terra*. Letra de Chico Buarque. Philips, 1977.

NEUMANN, E. *A criança*: estrutura e dinâmica da personalidade em desenvolvimento. São Paulo: Cultrix, 1995.

NEUMANN, E. *A grande mãe:* um estudo fenomenológico da constituição feminina do inconsciente. São Paulo: Cultrix, 1974.

NEUMANN, E. *O medo do feminino*: e outros ensaios sobre a psicologia feminina. São Paulo: Paulus, 2000.

PAPALIA, D. E.; OLDS, S. W.; FELDMAN, R. D. *Desenvolvimento humano*. 8. ed. Porto Alegre: Artmed, 2006.

PARKER, R. G. *Corpos, prazeres e paixões:* a cultura sexual no Brasil contemporâneo. São Paulo: Best-seller: Abril Cultural, 1991.

PERLS, F. Quatro palestras. *In*: FAGAN, J.; SHEPHERD, I. L. *Gestalt-Terapia*: teorias, técnicas e ações. Rio de Janeiro: Zahar, 1980.

PESSOA, F. *Obra Édita*. Fausto - Tragédia Subjectiva (Texto estabelecido por Teresa Sobral Cunha. Prefácio de Eduardo Lourenço). Lisboa: Presença, 1988. Disponível em: http://arquivopessoa.net/textos/3051. Acesso em: 20 fev. 2022.

PESSOA, F. *Obra Étida*. Poesias. Tenho tanto sentimento. Lisboa: Ática, 1942 (15. ed. 1995). Disponível em: http://arquivopessoa.net/textos/2174. Acesso em: 20 fev. 2022.

PESSOA, F. *Vida e obras de Alberto Caeiro*. Coord. Teresa Rita Lopes. São Paulo: Global, 2017.

QUEST, J. *Amor maior*. Som Livre, 2004.

QUINTANA, M. *Espelho mágico*. Porto Alegre: Globo, 1951.

QUINTANA, M. *Mario Quintana*: poesia completa em um volume. Organização de Tania Franco Carvalhal. Rio de Janeiro: Nova Aguilar, 2005.

QUINTANA, M. *Seiscentos e sessenta e seis*. Esconderijos do tempo. Porto Alegre: L&PM, 1980.

RAMALHO, Z.; RECIFE, R. de. *Os doze trabalhos de Hércules*. Avôhai Music, 2019.

RAMOS, D. G. *A psique do corpo:* a dimensão simbólica da doença. 5. ed. São Paulo: Summus, 2006.

RIBEIRO, J. P. *Gestalt-terapia*: refazendo um caminho. São Paulo: Summus, 2012.

CARLOS, Roberto; CARLOS, Erasmo. *Como é grande o meu amor por você*. Roberto Carlos em ritmo de aventura. CBS, 1967.

CARLOS, Roberto; CARLOS, Erasmo. *É preciso saber viver*. WEA, 1998.

CARLOS, Roberto; CARLOS, Erasmo. *Sentado à beira do caminho*. RGE, 1989.

ROGERS, C. *Tornar-se pessoa*. 4. ed. São Paulo: Martins Fontes, 2001.

ROUPA NOVA. *A força do amor.* BMG-Ariola, 1991.

ROUPA NOVA. *Todo azul do mar.* A idade da luz. EMI Odeon, 1983.

SCHULTZ, D. P.; SCHULTZ, S. E. *História da psicologia moderna*. 10. ed. São Paulo: Cengage Learning, 2016.

SATER, A. *Tocando em Frente* (Almir Sater e Renato Teixeira) LP/CD Almir Sater ao vivo. Sony Music, 1992.

SEIXAS, R. *Gita*. Philips Records, 1974.

SEIXAS, R. *Medo da chuva*. Gita. São Paulo: Philips Records, 1974.

SEIXAS, R. *Prelúdio*. Gita. São Paulo: Philips Records, 1974.

SEIXAS, R. *O trem das sete*. Gita. São Paulo: Philips Records, 1974.

SHARMAN-BURKE, J. O tarô mitológico. São Saulo: Siciliano, 1968.

SILVEIRA, N. da. *Imagens do inconsciente*. Rio de Janeiro: Alambra, 1981.

SILVEIRA, N. da. *Jung:* vida e obra. Rio de Janeiro: Paz e Terra, 1981.

SINATRA, F. *My way*. Los Angeles, Reprise, 1968.

STEIN, M. *Jung:* o mapa da alma, uma introdução. São Paulo: Cultrix, 2006.

TELLES, I. *O livro das transformações.* Ilustrações Cassiano Pereira Nunes. São Paulo: Ágora, 2004.

TITÃS. *Epitáfio* (canção). Abril Music, 2002.

TITÃS. *Agora vou sonhar.* Sacos plásticos. Arsenal Music/Universal, 2009.

TRESIDDER, J. *Os símbolos e os seus significados.* Lisboa: Estampa, 2000.

VALENÇA, A. *Morena Tropicana.* Cavalo de pau. Ariola Discos/Polygram, 1982.

VEJA. *Hipnos e Morfeu.* Disponível em: https://veja.abril.com.br/coluna/sobre-palavras/hipnos-morfeu-e-o-sono-das-palavras. Acesso em: 20 fev. 2022.

VERCILLO, J. *Ele une todas as coisas.* Todos nós somos um. EMI Music, 2007.

VON FRANZ, M.-L. *A interpretação dos contos de fada.* São Paulo: Paulinas, 1981.

VON FRANZ, M.-L. *Alquimia:* introdução ao simbolismo e à psicologia. São Paulo: Cultrix, 1980.

VYGOSTKY, L. S. *Pensamento e linguagem.* São Paulo: Martins Fontes, 1987.

WALLON, H. *Do ato ao pensamento:* ensaio de psicologia comparada. Petrópolis: Vozes, 2008.

WINNICOTT, D. *O ambiente e os processos de maturação*: estudos sobre a teoria do desenvolvimento emocional. Porto Alegre: Artes Médicas, 1983.

ZAGURY, T. *O direito dos pais.*: construindo cidadãos em tempos de crise. 6. ed. Rio de Janeiro: Record, 2004.

ZEZÉ DI CAMARGO & LUCIANO. *A ferro e a fogo.* Sony Music, 2002.

Ilustrações:

STRIEDER, C. M. *Psicoterapia e natureza*, 2018. Fotografia 1.

STRIEDER, C. M. *Pulsar da terra*, 2020. Fotografia 2.

STRIEDER, C. M. *Água e vida*, 2020. Fotografia 3.

STRIEDER, C. M. *Liberdade*, 2018. Fotografia 4.

STRIEDER, C. M. *O fogo e sua simbologia*, 2019. Fotografia 5.

STRIEDER, C. M. *A criança, 2019.* Figura 6.

STRIEDER, C. M. *Adolescência*, 2021. Figura 7.

STRIEDER, C. M. *Vazio e plenitude*, 2021. Fotografia 8.

STRIEDER, C. M. *Feminino*, 2019. Fotografia 9.

STRIEDER, C. M. *Masculino*, 2021. Fotografia 10.

STRIEDER, C. M. *Relacionamentos*, 2019. Fotografia 11.

STRIEDER, C. M. *Metanoia*, 2019. Fotografia 12.

STRIEDER, C. M. *Envelhecimento*, 2019. Fotografia 13.

STRIEDER, C. M. *Finitude e completude*, 2019. Fotografia 14.

STRIEDER, C. M. *Alquimia e alimentos*, 2019. Fotografia 15.

STRIEDER, C. M. *Intolerância*, 2021. Figura 16.

STRIEDER, C. M. *Sonhos*, 2021. Fotografia 17.

STRIEDER, C. M. *Renovação*, 2020. Fotografia 18.